消化器内視鏡下手術シリーズ～標準的手技を学ぶ
監修 ■木村　泰三

腹腔鏡下
S状結腸切除術

■編集■
小西　文雄（自治医科大学附属さいたま医療センター外科）
　　　　　（練馬光ヶ丘病院外科）

■著者■
河村　裕（自治医科大学附属さいたま医療センター外科）

へるす出版

監修の言葉

　「消化器内視鏡下手術シリーズ～標準的手技を学ぶ」の最後の巻『腹腔鏡下S状結腸切除術』が発刊の運びとなりました．腹腔鏡下S状結腸切除術は，もっとも早くから行われた腹腔鏡下手術の一つであり，手技の定型化もほぼ完了している手技であります．日本内視鏡外科学会の技術認定を大腸で取得するための指定手術ともなっています．

　本書はわが国においてもっとも早くからこの手術に取り組んでこられた小西文雄先生の編集，河村裕先生の執筆で刊行されました．豊かな経験に基づいて，手技の解説のみならず，手術適応や，術前処置，必要な器具，インフォームド・コンセントなどについても述べられています．「手術の実際」では，腹腔鏡下S状結腸切除にはじめて取り組まれる術者でも理解しやすいように，多数の術中写真を用いてわかりやすく手技が解説されました．また，最近話題となっているreduced port surgeryの手技についても1章が加えられました．さらに，トラブルシューティングについては，23ページにもわたり詳しく書かれているのが特徴です．低侵襲をめざす腹腔鏡下手術において，術中トラブルに対する予防と対策はもっとも大切なことであるという著者の気持ちの表れでありましょう．

　本シリーズの最初の巻『腹腔鏡下胆嚢摘出術・総胆管結石手術』『腹腔鏡（補助）下幽門側胃切除術』が発刊されたのが2008年1月，次いで『基本手術手技』，『腹腔鏡下脾臓摘出術』，『腹腔鏡下アカラシア手術，GERD・食道裂孔ヘルニア手術』，『胸腔鏡下食道癌根治術』，『右結腸癌に対する腹腔鏡下結腸右半切除術』の順に刊行されてきました．最後の本巻の発刊まで4年5カ月を要した長いシリーズとなりましたが，いずれも，わが国の現在における各手術の標準的手技をわかりやすく解説した力作でありました．日本内視鏡外科学会技術認定制度を通じて，安全な標準的内視鏡下手術の普及に努力してきた私にとっても，記念すべき集大成となりました．「消化器内視鏡下手術シリーズ～標準的手技を学ぶ」を，腹腔鏡下手術をめざす外科医の座右の書にしていただきたいと思います．

2012年5月吉日

富士宮市立病院名誉院長
日本内視鏡外科学会技術認定制度委員会顧問

木村　泰三

編集にあたって

　腹腔鏡下大腸癌手術で一般的に施行されることが多い術式は，右結腸切除とS状結腸切除である．S状結腸切除は，腹腔内で腸管を切離して腹腔内で吻合する操作が含まれており，腹腔鏡下手術手技を学ぶうえにもキーポイントとなる術式である．内側アプローチ，血管の露出と切離，腸間膜の処理と腸管切離，腹腔外での腸管切除，腹腔内吻合など，本術式のプロセスはほぼ標準化されており，腹腔鏡下手術を習得しようとする外科医にとって学ぶところの多い術式である．

　腹腔鏡下手術が普及した現在，腹腔鏡の拡大視効果により，詳細な解剖学的な把握が可能となっている．腹腔鏡下手術ではその拡大視効果を利用して剝離層を正確にとらえることがとくに重要であり，手術を円滑に進めるためのポイントとなっている．剝離層を正確に同定して手術を円滑に進めるためには，十分な視野の確保と牽引によって適切な緊張をかけることが要求される．術者と第一助手の協調的操作も重要で，とくに術者の左手と第一助手の役割は適切な視野確保と剝離層の同定のために必要とされる．術中合併症をきたさない安全な手術を施行するためには，ランドマークとなる解剖学的な構造を一つひとつ確認して手術を進めていくことが必要である．さらに，術中に適切な体位の変更を行うことや腸管の移動，また，自動縫合器や自動吻合器の適切な操作も手術の重要なポイントとなっている．

　S状結腸切除は腹腔鏡下大腸癌手術のなかでは標準的な手術と考えられているが，癒着，肥満，bulkyな腫瘍などの悪条件下での手術には，それなりの習熟と熟練したチームワークが必要である．また，出血に対する対処方法など，十分な経験と高度な技術を要する場合がある．

　本書においては，以上の点について多くの写真を用いて具体的にかつ詳細に説明がなされており，本書は初心者のみでなく経験のある外科医も含めて役にたつものであると確信している．

平成24年4月26日

自治医科大学名誉教授
練馬光が丘病院　常勤顧問
小西　文雄

著者序文

　1990年代初頭に初めて腹腔鏡補助下大腸切除が報告されて以来，20年あまりが経過した．当時は，腹腔鏡下大腸切除は，限定された施設で，限定された適応に対して行われていたが，その後，腹腔鏡下手術と開腹手術の成績を比較する多数の研究結果が発表され，その適応および施行症例数は増加し続けている．

　なかでも重要なのが，COST，CLASICC，COLORなどの大腸癌を対象としたrandomized controlled studyで，これらの臨床研究の結果，大腸癌に対する長期成績において，開腹手術と腹腔鏡下手術の成績に有意差がないことが示された．また，これら研究では一定の条件を満たした症例のみが検討対象となっているが，大規模なコホート研究（米国NSQIP）において，開腹手術に対する腹腔鏡下手術の短期成績の優位性が示されている．注目すべきは，腹腔鏡下手術の利点は，高齢者，併存疾患を有する症例においてより明らかであった点である．これらの研究結果から，今後近い将来大腸切除の標準術式は腹腔鏡下手術となると考えられる．

　腹腔鏡下S状結腸切除術は，遠位大腸に対する基本的手技であり，本書ではもっとも一般的に施行されていると考えられるリンパ節郭清を伴うS状結腸切除に関して詳説した．加えて，応用として脾彎曲授動の手技，およびreduced-port surgeryの手技に関しても述べた．

　手術手技一般にいえることであるが，毎回の手術は次回への改善点の模索である．本書では執筆時点でわれわれが行っている「ベスト」と考えられる手技を解説したとともに，トラブルシューティングとして，術中起こりやすい合併症に関しても述べたので，読者の皆様にはこれを踏み台として，それぞれの腹腔鏡下S状結腸切除術を実践していただければ大変幸甚である．

　手術術式・手技の解説には写真が必須であるが，多忙のなか筆者の依頼に快く手術器械・手術室の撮影を引き受けていただいた自治医科大学さいたま医療センター外科 阿部郁 先生に深謝いたします．

　最後になりますが，本企画をいただきました富士宮市立病院名誉院長の木村泰三先生，原稿をご高覧，ご校正いただいた恩師 小西文雄先生，および私の原稿が遅れるなか，辛抱強く編集の労をおとりいただいた，へるす出版編集部の石橋あき氏に感謝いたします．

2012年4月

自治医科大学附属さいたま医療センター外科

河村　裕

● 目　次 ●

Ⅰ．術前準備　　1

はじめに……………………………………………………………………… 2
1. 適　応 …………………………………………………………………… 2
2. 術前処置 ………………………………………………………………… 6
3. 必要な器具 ……………………………………………………………… 8
　1）トロッカー　8
　2）腹腔鏡　10
　3）鉗　子　12
　4）超音波凝固切開装置　14
　5）クリップ　16
　6）テンポラリークリップ　16
　7）リニアカッター　16
　8）サーキュラーステイプラー　16
　9）アンビル把持鉗子　18
　10）手術室　18
4. インフォームド・コンセント ……………………………………………20

Ⅱ．手術の実際　　21

1. 体　位 ……………………………………………………………………22
2. トロッカー挿入 …………………………………………………………24
3. 内側アプローチ（前半）…………………………………………………30
4. 下腸間膜動脈の処理（D3郭清）…………………………………………38
5. 下腸間膜静脈の処理 ……………………………………………………42
6. 上直腸動脈の処理（D2郭清/low tie）……………………………………46
7. 下腸間膜動脈温存D3郭清 ………………………………………………52
8. 内側アプローチ …………………………………………………………55
9. 外側アプローチ …………………………………………………………60
10. 直腸間膜の処理 …………………………………………………………66

11. 直腸S状部の切離 ……………………………………………… 72
12. 腹腔外操作 ……………………………………………………… 74
13. 吻合（double stapling法）………………………………………… 78
14. ドレーン挿入・閉創 …………………………………………… 86
15. バリエーション：脾彎曲部の授動 …………………………… 88
16. バリエーション：3ポートでの手術 ………………………… 93

III. トラブルシューティング　　　99

1. 既往手術例への第1トロッカー ……………………………… 100
2. 既往手術による癒着 …………………………………………… 102
3. 既往手術と関連しない癒着 …………………………………… 106
   1）大網が尾側の腹壁，あるいは骨盤内の腸管と癒着している場合　106
   2）S状結腸間膜が頭側で癒着している場合　106
4. 癌の他臓器浸潤 ………………………………………………… 108
5. 骨盤内からの小腸の排除 ……………………………………… 110
6. 剥離層不明確 …………………………………………………… 112
7. 出　血 …………………………………………………………… 114
8. 点墨部位不明 …………………………………………………… 116
9. 直腸間膜の処理 ………………………………………………… 118
10. リニアカッターでの切離が不完全 …………………………… 120
11. サーキュラーステイプラー挿入 ……………………………… 120
12. トロッカー抜去部位の出血 …………………………………… 122
13. 肥満例 …………………………………………………………… 122

IV. 術後合併症と対策　　　125

I.

術前準備

I. 術前準備

はじめに

　本書では，腹腔鏡下S状結腸切除術の実際に関して詳説する。S状結腸切除の適応となる疾患は種々あるが，大腸癌に対するリンパ節郭清を伴うS状結腸切除術を取り扱う。

　なお，用語に関して，小開腹創からの操作を併用する場合，「腹腔鏡下手術」ではなく「腹腔鏡補助下手術」とするのが正しいが，煩雑となるので本書では腹腔鏡下手術とした。本書で取り扱う術式は正確にはすべて腹腔鏡補助下手術である。

1. 適　応

　大腸癌に対する腹腔鏡下大腸切除の長期成績が，開腹手術と同等であることが複数の無作為化試験で検証されていること，および短期成績に関しては腹腔鏡下手術のほうが開腹手術よりも良好であることから，腹腔鏡下手術は，S状結腸癌に対する第一選択の術式といえる。除外されるのは，①明らかな他臓器への浸潤が疑われる症例，②腫瘍径の大きな症例（8cmが目安），③狭窄による近位腸管の拡張が認められる症例，④穿孔，穿通を伴う場合，⑤既往手術により広範な腹腔内の癒着が予想される症例，などである（**表1**）。

　（1）明らかな他臓器浸潤に関しては，術前にCTで評価を行う。腹腔鏡下に合併切除が困難と考えられる他臓器，あるいは後腹膜への浸潤が認められる場合には腹腔鏡下手術の適応外とする（**図1**）。膀胱，子宮，腹壁，小腸への軽微な浸潤であれば腹腔鏡を挿入し，腹腔内所見を観察して腹腔鏡下手術の適応を判断する。

表1. 腹腔鏡下手術適応項目

1. 組織学的に診断された大腸癌
2. 盲腸，上行結腸，S状結腸，直腸S状部癌
3. 深達度SSまたはそれ以深で他臓器への浸潤がない
4. 同時性大腸癌がない（粘膜内癌は除く）
5. TNM病期で，N0-2かつM0
6. 腫瘍径≦8cm
7. 腸管の閉塞なし
8. 年齢20歳以上，75歳未満
9. 臓器機能が保たれている
10. 消化管手術の既往なし
11. 化学療法歴，放射線照射歴なし
12. 文書による同意が得られる
13. 5年以内に他臓器癌の既往がない（carcinoma in situを除く）
14. 高度の肺気腫，間質性肺炎，虚血性心疾患がない
15. 妊娠中，授乳中でない
16. 重度の精神疾患がない
17. 持続的な全身ステロイド投与を受けていない

Japan Clinical Oncology Group の腹腔鏡下手術対開腹手術の無作為化試験の際の適応を掲載した

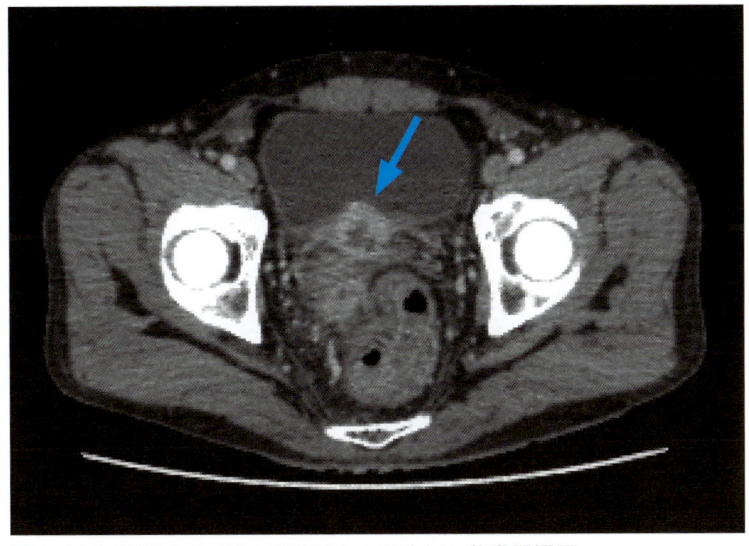

図1. 腹腔鏡下手術の適応が問題となる症例；他臓器浸潤
膀胱への浸潤（矢印）を伴うS状結腸癌症例。この症例のように術前の画像診断（CT）で明らかな他臓器浸潤が認められる場合には，開腹手術を選択している

(2) 腫瘍径が大きい場合（図2）に問題となる点は2つあり，1つは大きな腫瘍自体が視野の妨げになることである。もう1つの問題点は，腫瘍を含めた切除腸管部分を小切開から腹腔外に引き出す際に小切開が長くなり，傷が小さいという腹腔鏡下手術のメリットが生かせなくなる点である。腫瘍の大きさの閾値を厳密に決定する根拠は乏しいが，これまで行われた腹腔鏡下手術と開腹手術の成績を比較する無作為化試験では8cm程度とされている場合が多い。わが国で行われているJCOGによる無作為化試験においても大きさの閾値は8cmであった。ただ，この値は必ずしも厳密なものではないので，症例の体格，腫瘍の局在部位などを考慮して調整することは問題ないと考える。

(3) 狭窄を伴う症例（図3）に関しては，近位腸管の拡張がない場合は，腹腔鏡下手術の適応としてよい。近位腸管の拡張が認められる場合，ステント留置などなんらかの減圧処置が可能である場合には減圧後に腹腔鏡下手術の適応としてよいが，減圧が不十分な場合は術中良好な視野が確保できないので腹腔鏡下手術の適応から除外している。

(4) 穿孔，穿通を伴う場合（図4）は，鉗子を介してではなく，直接外科医の手による愛護的操作が必要な状況があると考えられるので，腹腔鏡下手術の適応から原則除外している。

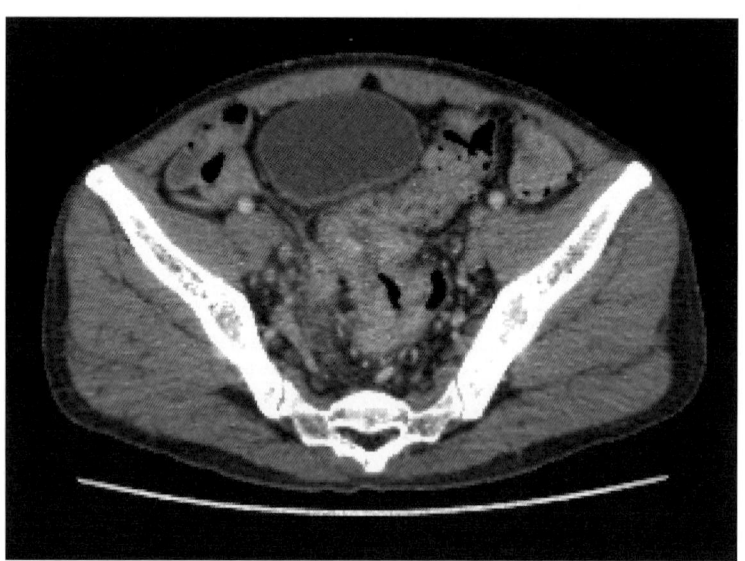

図2．腹腔鏡下手術の適応が問題となる症例；径の比較的大きな腫瘍
腫瘍を含む腸管・腸間膜を腹腔外に摘出するために最終的には小切開の延長が必要である点を考慮し，腫瘍径は，最大8cmを目安として適応を決定している。図に示した症例は，径7.8cmで，腹腔鏡下手術を行う目安の限度に近い

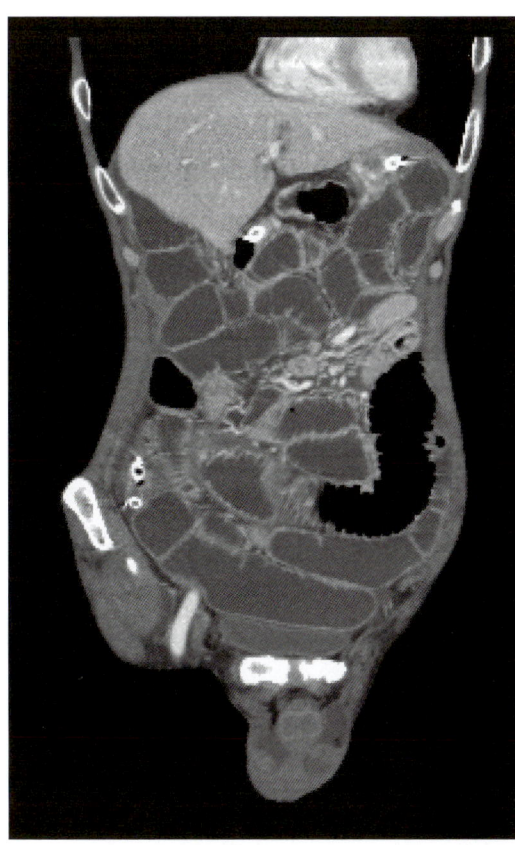

図3. 腹腔鏡下手術の適応が問題となる症例；術前狭窄例
狭窄を伴う癌による近位腸管の拡張が認められる。腹満・腹痛も伴っており、緊急入院して経肛門的に減圧を行った。この症例では減圧により腸管の拡張が解消し、4日後に腹腔鏡下に手術を行った。しかし、術前処置により腸管の拡張が解消されない場合には、腹腔鏡下手術の適応外である

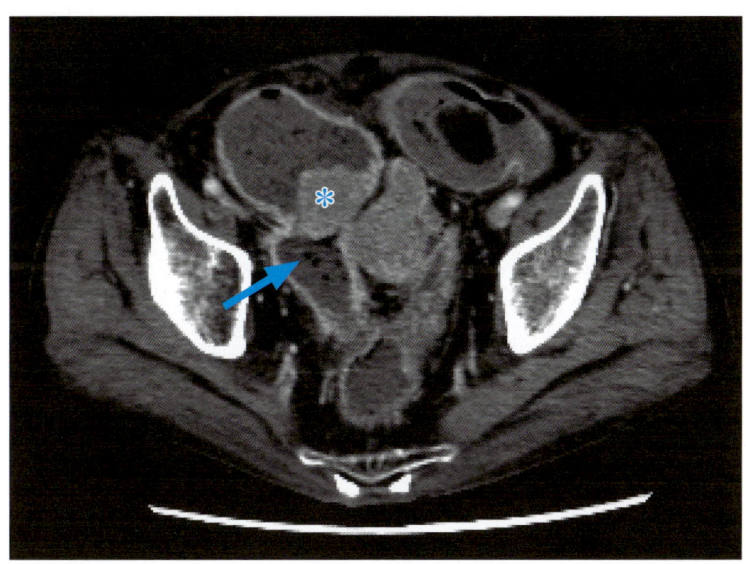

図4. 腹腔鏡下手術の適応が問題となる症例；穿孔あるいは穿通例
直腸S状部に造影効果を伴う腫瘤性病変（＊）およびこれに接する膿瘍（矢印）が認められる。腫瘍の穿孔ないし穿通と考えられる所見で、来院当日に開腹で緊急手術を行った

（5）腹腔内の癒着が予想される場合も腹腔鏡下手術の適応から除外している。腹腔鏡下手術の適応外としない既往手術には，虫垂切除術，子宮摘出術，胆囊摘出術などがあり，一方，消化管切除再建を含む手術既往がある場合には原則除外としている。しかしながら，既往手術による癒着の程度を術前に把握することは困難であるので，消化管切除再建が行われた症例であっても，幽門側胃切除後のS状結腸切除などのように当該術野同士の距離が離れていれば，腹腔鏡で観察して手術の可否を判断することも考慮してよい。

　腫瘍に関連する因子のほかに考慮すべきは他疾患の合併である。腹腔鏡下S状結腸切除術では気腹を行うが，加えて深い頭低位をとる。気腹には二酸化炭素を用いるため血中二酸化炭素濃度の上昇が伴い，また気腹圧による静脈還流障害が必須であることから，腹腔鏡下手術導入当時には循環器系および呼吸器系併存疾患を有する症例に対する腹腔鏡下手術の実施に関して懸念がもたれていた。実際に，手術操作ではなく，気腹および体位変換を主因とする心肺系の合併症も報告されている。腹腔鏡下手術は「低侵襲手術」とされるが，合併疾患を有する，より低侵襲な治療が望まれる症例にはかえって選択されない，という逆説的な状況も認められている。

　合併疾患を有する症例のみを登録した無作為化試験はなく，エビデンスレベルⅠのデータは得られていないが，2011年に米国のNSQIP（National Surgical Quality Improvement Program）のデータを利用した大規模なコホート研究で，多変量解析により腹腔鏡下手術は独立した術後合併症低下因子であることが示された。したがって，腹腔鏡下手術とすることで著しく手術時間が延長する場合を除き，合併疾患があることはむしろ腹腔鏡下手術を選択する方向に働く因子であると考えるべきである。腹腔鏡下手術による手術延長時間の許容範囲であるが，腹腔鏡下手術と開腹手術の成績を比較して17の無作為化試験の結果をもとにしたメタアナリシスでは，手術時間の差は40分であり，この程度までであれば一般的な許容範囲としてよいと考えられる。

2. 術前処置

　大腸切除の術前処置には，化学的前処置と機械的前処置がある。化学的前処置とは，術後の手術部位感染（SSI：surgical site infection）を予防する目的で，手術前日に経口的に抗菌薬を内服することを指す。大腸切除は準清潔手術に分類され，術中腸管切離により必然的に術野の汚染が起きる。その際，腸管内の細菌数を減少させておくことで感染が発生する確率が低下することを意図した処置である。わが国で化学的前処置を行っている施設の割合は不明であるが，米国疾病予防管理センター（CDC：Centers for Desease Control and Prevention）のガイドラインでは化学的前処置の施行が推奨されている。米国では手術前日にアミノグリコシド（ネオマイシン）とメトロニダゾールを2回服用することが一般的である。わが国ではアミノグリコシドとしてカナマイシン®が広く使用されており，筆者らの施設ではカナマイシン®とフラジール®を手術前日に2回投与している。

　抗菌薬に関しては，これに加えて執刀直前に経静脈的投与が行われる。目的はSSIの制

御であるが，皮膚常在菌および腸内細菌が起炎菌となると考えられるため，セフメタゾール®を使用している．手術室で麻酔導入直後に点滴投与する．手術終了時まで有効な血中濃度を保つことが推奨されており，手術が長時間になる場合には3時間後に，また大量出血（1,500ml以上）が認められた場合にはそのときに追加投与することにしているが，腹腔鏡下S状結腸切除で追加投与が必要となることはまれである．

機械的前処置とは，術前に下剤を服用して腸管内容を空虚とすることである．より腸管内容を減少させるために低残渣食摂取を併用する方法をBrown変法という．伝統的に従来より行われてきた処置であるが，近年その意義がないとする無作為化試験の結果が複数報告されている．なかには，機械的前処置はむしろ有害であるとする研究結果もある．大部分の外科医は，①腸管切離部からの便による汚染を減少させる，②消化管再建縫合部の便による汚染を避ける，③吻合後に固形便が通過することによる縫合部への圧負荷を避ける，などを目的として本処置を施行していると思われる．

科学的エビデンスに基づいて日常のプラクティスの内容を改善していくべきである，という立場からは機械的前処置を廃止するべきなのかもしれないが，当科ではとくに上記③の目的から，機械的前処置を施行している．マグコロール®を用いた等張法で行っている．

また，明らかに漿膜面から腫瘍が同定できると考えられる場合を除き，術中に腫瘍の部位を同定するために，あらかじめ点墨を行っておく必要がある（**図5**）．当科では腫瘍の直近遠位の前壁側に点墨している．内視鏡的に前壁側が明確でない場合には，180°離して2カ所点墨し，少なくとも一方が術中に同定できるようにしている．

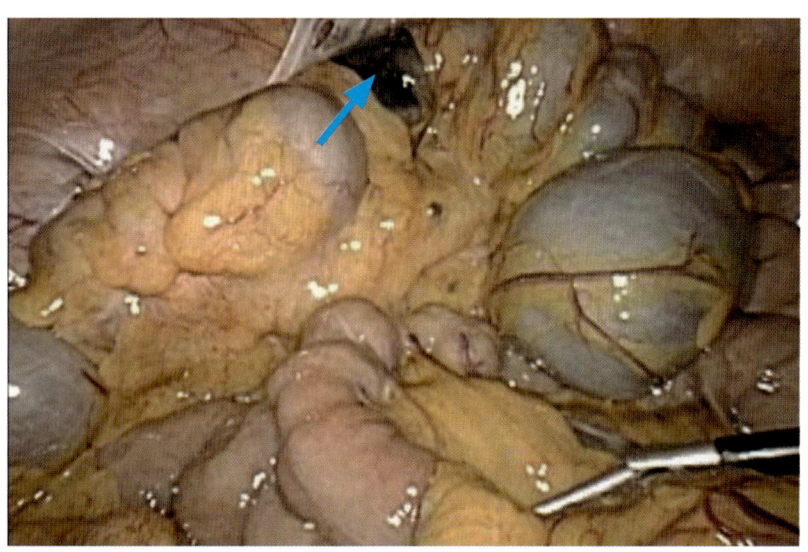

図5．腹腔鏡下手術下での点墨の同定
腫瘍が小さい場合，存在部位を腹腔鏡下に同定することは困難なので，術前に内視鏡下に点墨を行っておく．腫瘍の直近，肛門側，前壁側に点墨するとよい．点墨のための再検査を避けるため，手術対象となる病変が認められた場合には生検とともに点墨を施行することを消化器科医師にも依頼している．内視鏡的に前壁側が不明瞭である場合は，180°離して2カ所点墨する
点墨が適切に行われていれば，術中に部位を同定することは容易である（矢印）

3. 必要な器具

1) トロッカー

第1トロッカーとして，小開腹後に使用する先端に刃がないタイプのもの1本（**図6**）。術者の両手用に12mm（**図7**）および5mm（**図8**）のものそれぞれ1本が必要である。助手は5mmのトロッカーを用いるが，片手のみでアシストする場合には1本，両手の場合には2本追加する。

多種類のトロッカーが発売されているが，筆者らの施設では，トロッカー周囲にグリップが付き，鉗子の出し入れで移動しにくいタイプのものと，グリップがなく，鉗子とともに前後に移動しやすいが，刃が比較的鈍で腹壁の損傷が少ないタイプのものを適宜使用している。

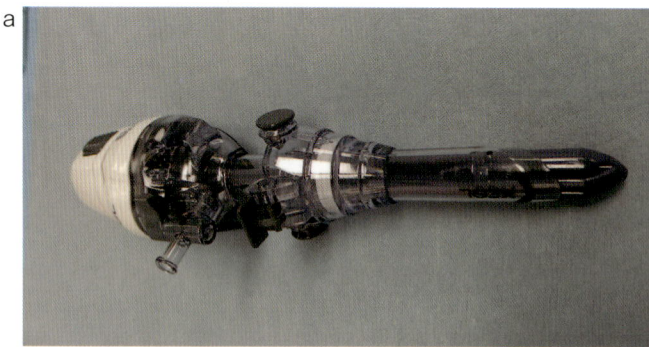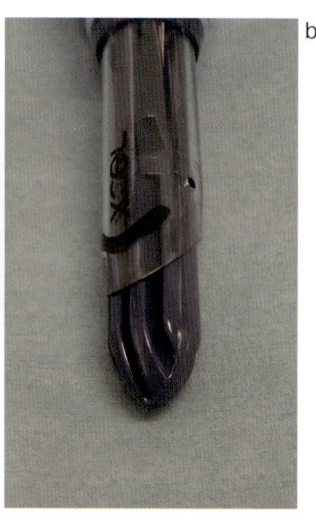

図6．「blunt tip」型のトロッカー
第1トロッカーとして使用している「blunt tip」型のトロッカー。先端に刃は付いておらず，open laparoscopy法で挿入する。当科では原則として臍部から挿入している

Ⅰ. 術前準備

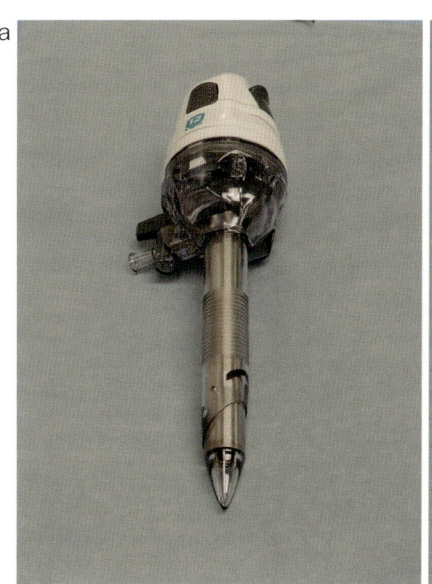 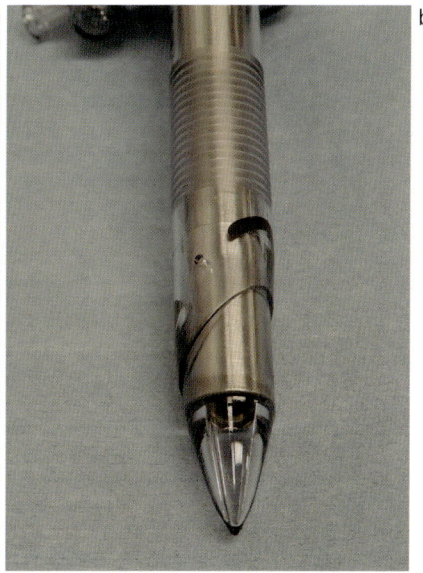

図7. 12mm径のトロッカー
腸管を切離する際にリニアカッターを挿入するためには，12mm径のトロッカーが必要である．このトロッカーは先端の刃がプラスチック製で，金属製の製品と比較して組織破壊が少ないとされている．右下腹部に挿入する

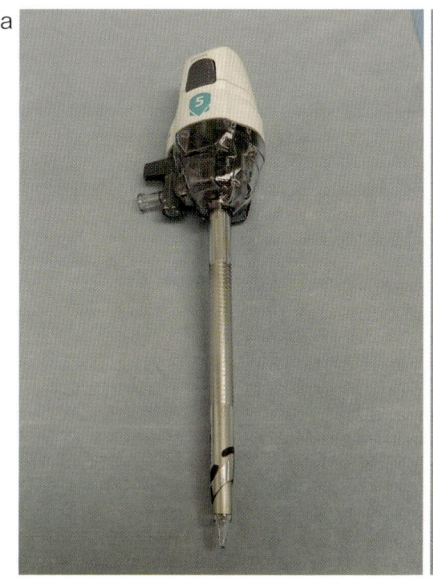 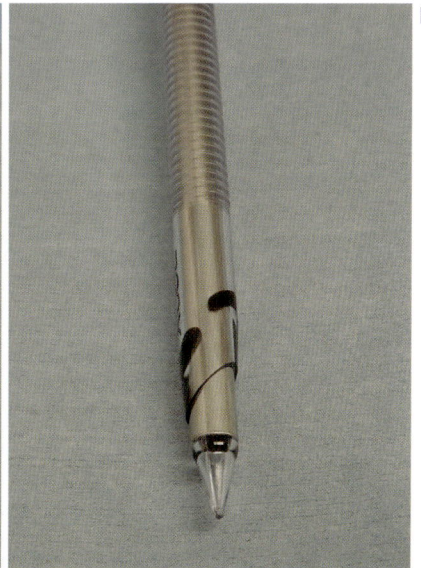

図8. 5mm径のトロッカー
左上腹部，左下腹部に用いている5mm径のトロッカー．やはり先端の刃がプラスチック製で，金属製の製品と比較して組織破壊が少ないとされている

2) 腹腔鏡（図9）

　硬性鏡と軟性鏡を比較すると後者が，また直視の硬性鏡と斜視の硬性鏡を比較すると後者が視野の確保には有利である。腹腔鏡下S状結腸切除術では，腹腔鏡による視野確保は容易であり，直視の硬性鏡であってもとくに問題ない。筆者の施設では30°の斜視硬性鏡を使用している。

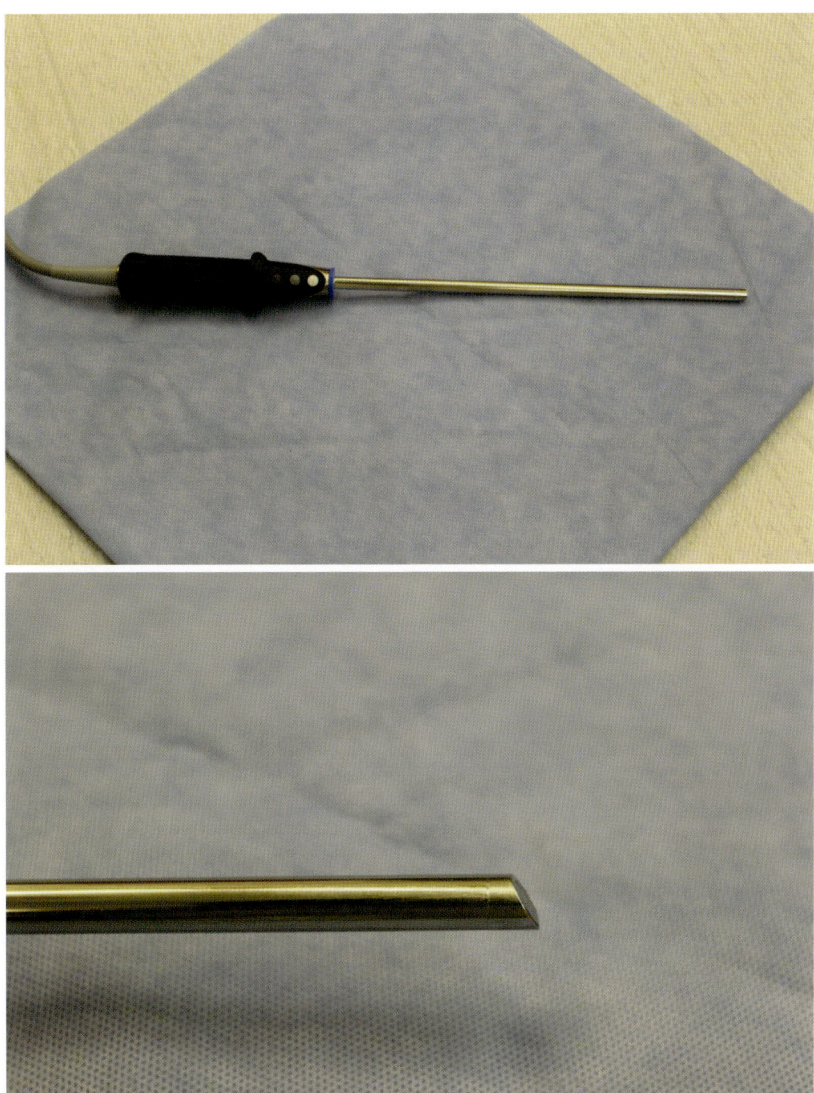

図9. 腹腔鏡
当科では2種類の角度（0°，30°）を用意している。視野がとりやすいため，30°のものを通常使用しているが，腹腔鏡下S状結腸切除術の場合，直視タイプでも視野確保は十分可能である

3）鉗　子

腹腔鏡下Ｓ状結腸切除術で必要となる鉗子は限られている。基本は2種類で，腸管を把持するための比較的把持面積が広いタイプの鉗子（**図10**）と組織を把持するための把持面積が狭い鉗子（**図11**）である。

そのほかに，血管処理用のメリーランド鉗子（**図12**），体内結紮縫合用の持針器，鋏なども用意しているが，必要となることはまれである。

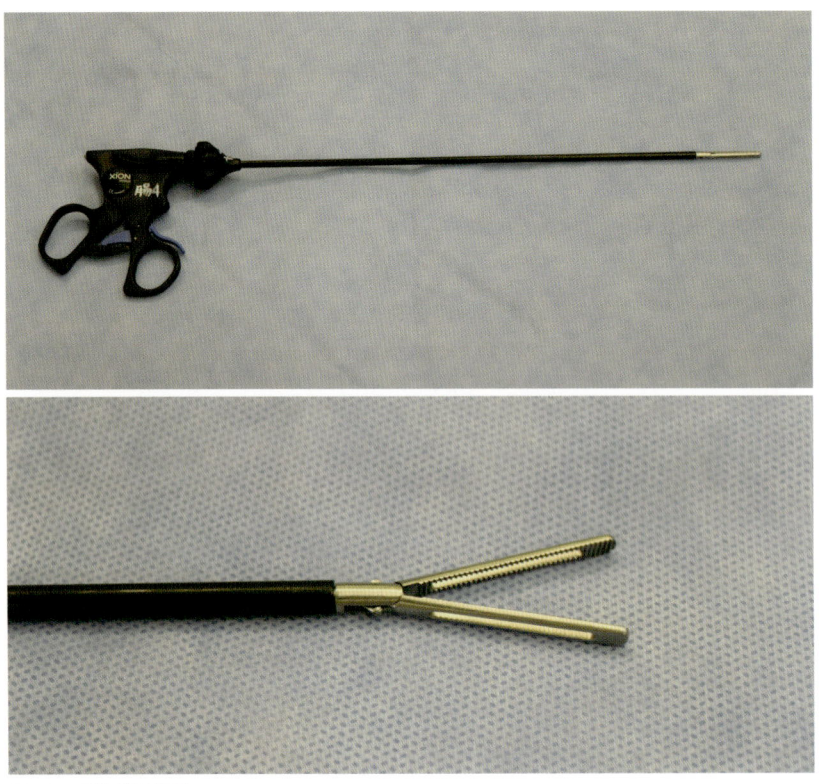

図10．腸把持鉗子

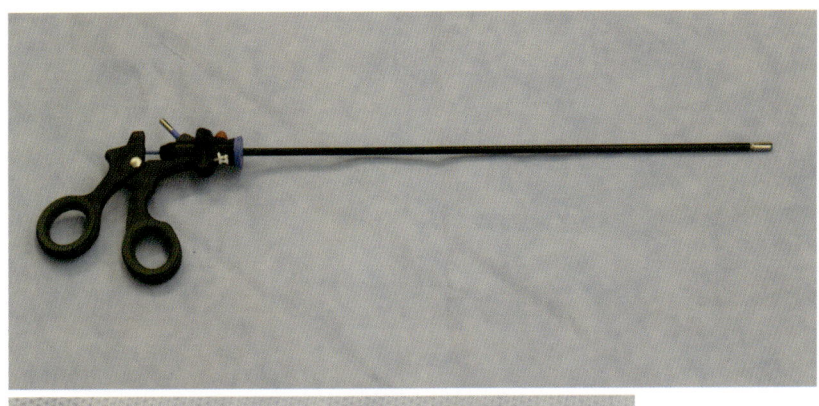

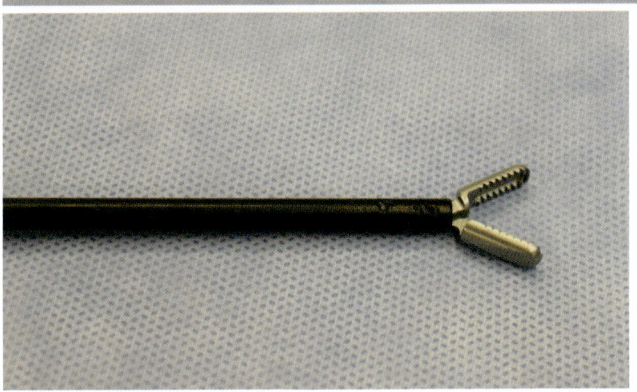

図11. 把持鉗子

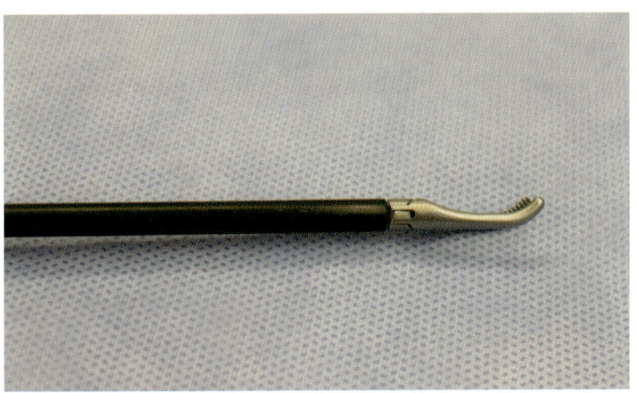

図12. メリーランド鉗子
血管処理の際に用いる。実際には，ハーモニックスカルペル（後述）の彎曲を用いてほとんどの血管は処理可能であるが，より強い彎曲の鉗子が必要な場合に備えて準備しておく

4）超音波凝固切開装置（図13）

　当科では腹腔鏡下操作で電気メスは用いておらず，切開は基本的に超音波凝固切開装置で行っている。手術室にはソノサージとハーモニックスカルペルが用意してあり，術者の嗜好・判断で使用する機械を選択している。超音波の作用により組織を凝固させて切開を進める，という基本的機能に関してはどちらもほぼ同等である。

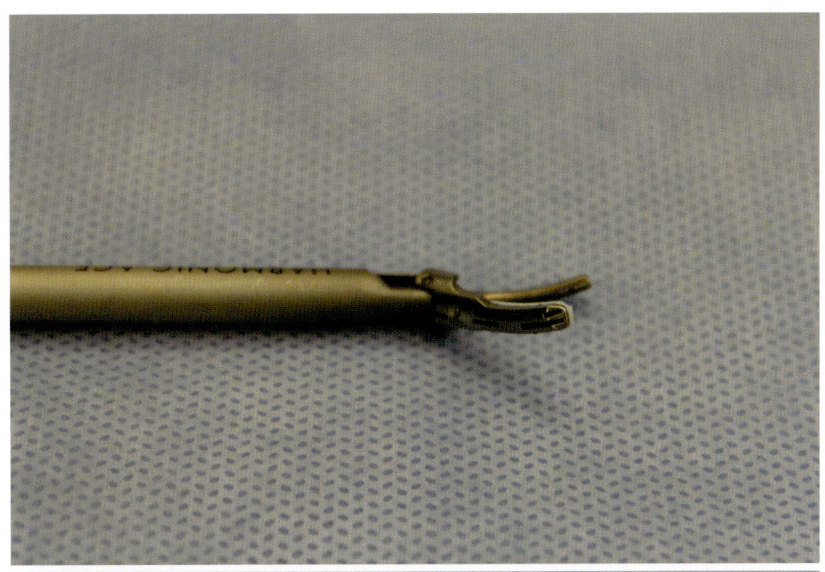

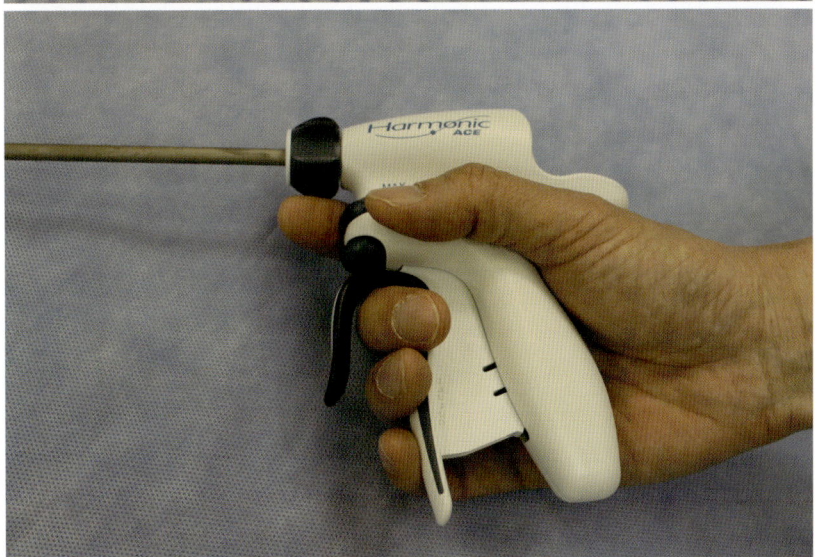

図13. 超音波凝固切開装置（ハーモニックスカルペル）
筆者が用いている超音波凝固切開装置（ハーモニックスカルペル）。先端部に彎曲がついており，剝離操作に用いることもできる。グリップ部の形状に工夫がなされており，示指でスイッチのコントロールが可能で，また母指を穴に通さなくてよいため術後のしびれ（外科医の）もない

5）クリップ

血管を処理する際にクリップを用いる。これも多種類が市販されているが，筆者の施設で使用しているのはHem-O-Lockという製品である（図14）。太い血管（S状結腸切除であれば下腸間膜動脈）の処理の際には，後で外れてしまうことがないロック式のクリップが安全と考えている。

6）テンポラリークリップ（図15）

腸管の切離前に肛門から洗浄を行うが，その際に腫瘍よりも遠位で腸管を遮断するための着脱式の鉗子である。

7）リニアカッター（図16）

遠位側の腸管を腹腔内で切離するために用いる器具。Johnson & Johnson社製のEchelonとCoviden製のEndoGIAが販売されている。先端の刃の部分が屈曲するタイプのものとしないタイプのものがあり，骨盤深部での切離の際には前者が有用であるが，S状結腸切除の場合にはどちらでもとくに問題はない。筆者の施設ではEchelon 60mmを用いている。

8）サーキュラーステイプラー

開腹用とまったく同じ製品。筆者の施設では主としてCDH29mmを使用している。

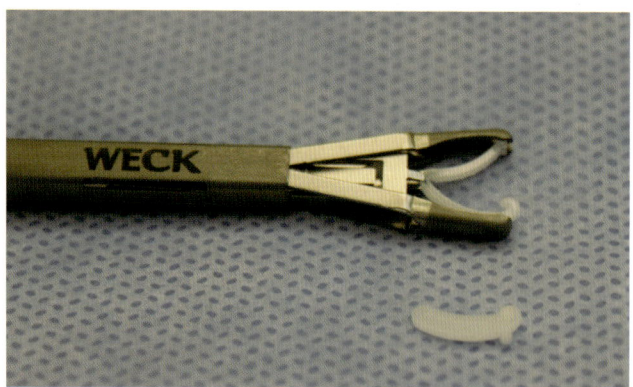

図14．クリップ
血管処理の際に用いているロック式のクリップ
非常に信頼性が高く，ロックしたクリップが手術中に外れた経験は一度もない

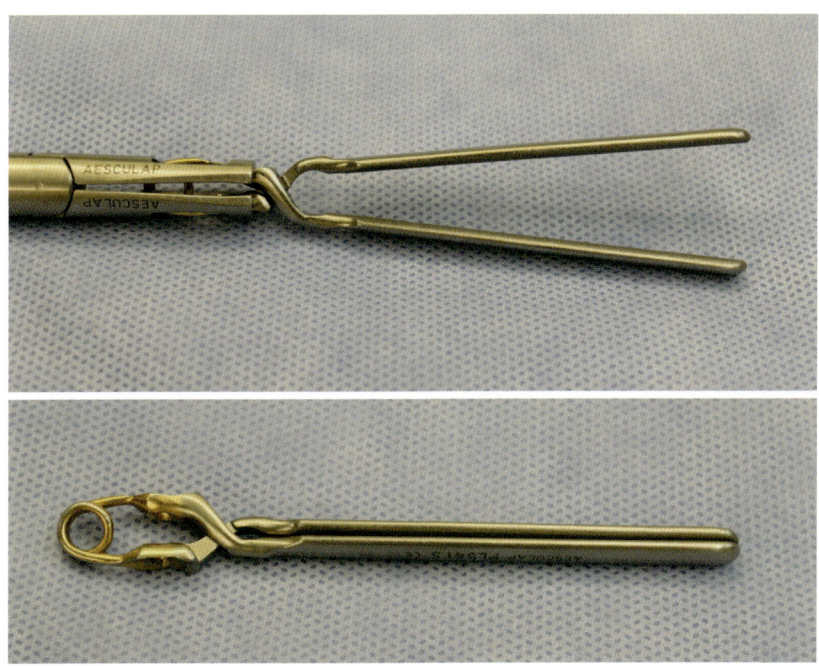

図15. 着脱式テンポラリークリップ（腸洗浄用鉗子）
S状結腸遠位側切離の前に，腸管内を洗浄する際に用いる。鉗子の先端が着脱式で，S状結腸の予定切離部位と腫瘍との間を挟んで内腔を閉鎖する

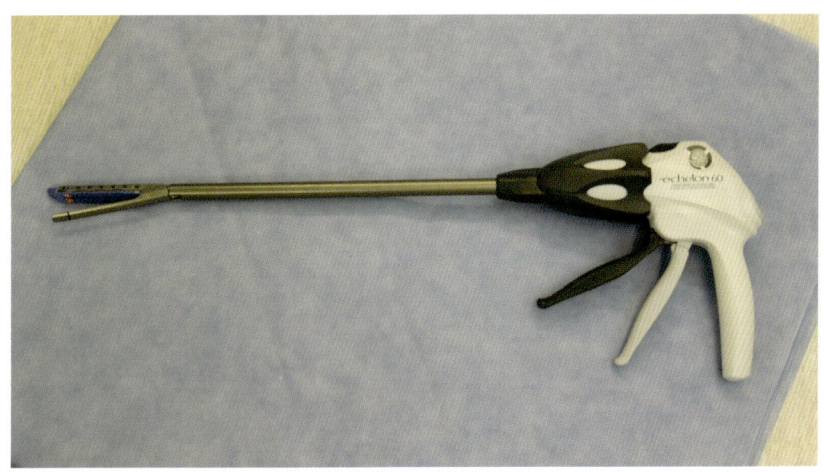

図16. リニアカッター
筆者が主として用いている，Johonson & Johonson社のEchelon

9）アンビル把持鉗子（図17）

CDHのアンビルを把持するため専用に設計された鉗子。手術の際にあれば便利であるが，把持鉗子で代用することも可能である。

10）手術室（図18a，b）

図18は，自治医科大学附属さいたま医療センターの内視鏡外科用手術室。モニターが天井から吊り下げられており，術式に応じて適切な場所に移動する。また，気腹装置，光源なども可動性のラックにまとめて入れられており，移動が容易である。このような設備を備えた手術室をEndosuiteというが，セッティングの時間が短縮されるため，複数例，多数例の手術を行う場合には便利である。

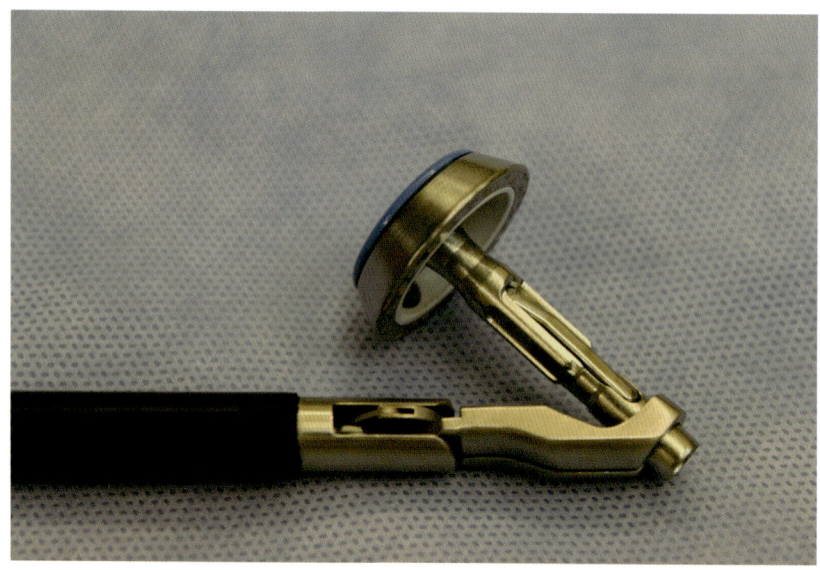

図17．アンビル把持鉗子

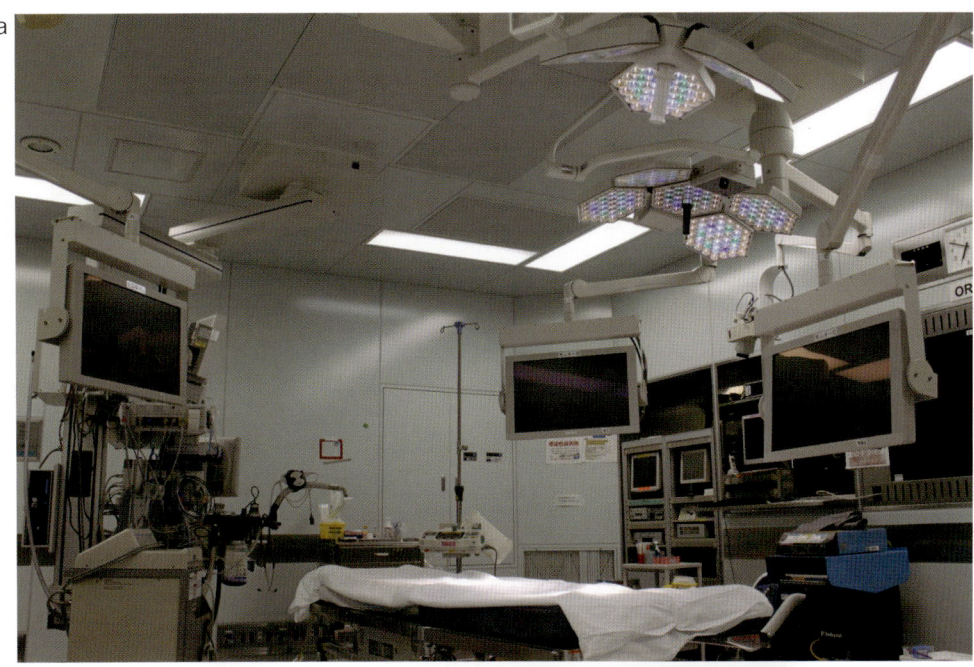

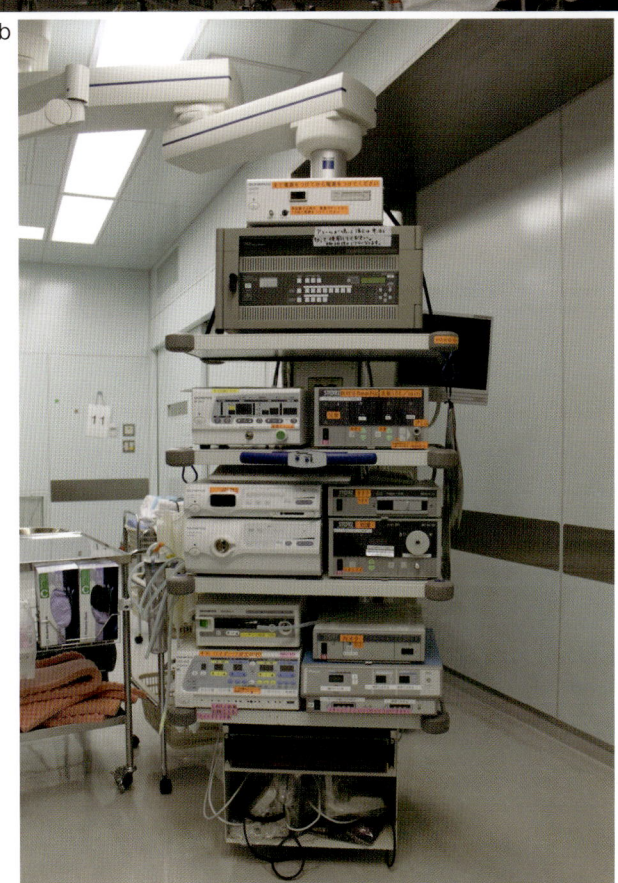

図18. 手術室の設備；Endosuite
自治医科大学附属さいたま医療センターの内視鏡外科手術室。モニターが天井から吊り下げられており，術式に応じた適切な場所への移動ができる。また，気腹装置，光源なども可動性のラックにまとめて入れられており，移動が容易である

4. インフォームド・コンセント

　手術に際して病状説明と手術の内容，リスクに関する説明を行う必要がある。腹腔鏡下手術の場合には，腹腔内の所見あるいは手術の進行状況により開腹手術に変更になる場合があることを説明している。

　開腹手術にするか腹腔鏡下手術にするかの判断は，両術式の選択があることを提示したうえでインフォームド・チョイスとしている。従前と比較すると，腹腔鏡下手術の低侵襲性を支持するエビデンスが集積されつつあることから，説明の際にも腹腔鏡下手術を推奨することが多くなっている。

II.

手術の実際

II. 手術の実際

1. 体位

　腹腔鏡下S状結腸切除では，開脚ないし砕石位をとる．砕石位とする場合には，術者，助手の手が患者の大腿に当たらないように，下肢全体を下げておく必要がある（**図19**）．

　腹腔鏡操作の際には，基本的に頭低位となるが，その際に身体が頭側方向へ移動しないようにする必要がある．摩擦係数の高いマットを敷く，固定具を使用するなどの工夫が必要である．筆者の施設では，写真のように肩の部分で身体の移動を防止する固定具を使用している（**図20**）．また，身体を左右に傾けることもあるので，側方への傾斜により身体が移動してしまわないように留意することも必要である．

　患者の手は広げる場合と，体幹につける場合とがある．手を広げる利点は，麻酔中のライン確保に便利なことであるが，外科医が2名患者の同側に立つことが困難になる．筆者の施設では，身体の脇にしまう場合，**図21**の器具を使用している．より簡便には，シーツで手を巻き，そのシーツの端を身体の下に入れる方法もある．

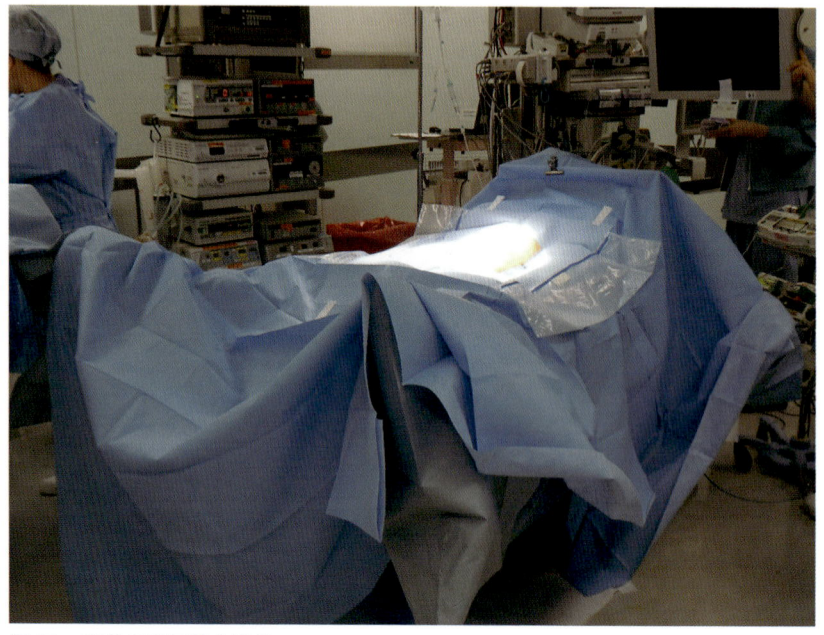

図19. 手術の際の基本体位
体位は写真に示したように，開脚としている．術者，助手の肘が当たってしまうため，足は持ち上げず，むしろ必要に応じて下げるようにする

Ⅱ．手術の実際　　23

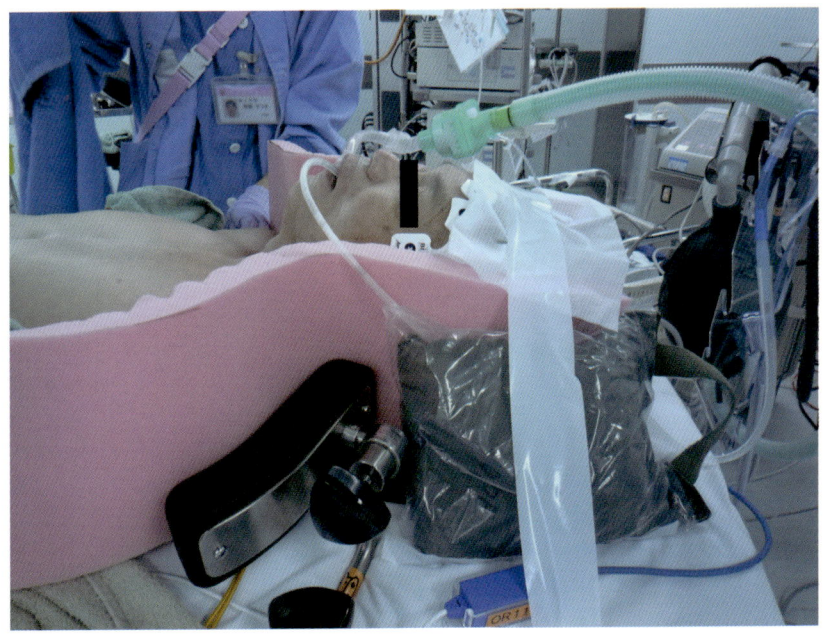

図20．固定具1
頭低位の際に身体が移動しないように，器具で肩部分を支えている

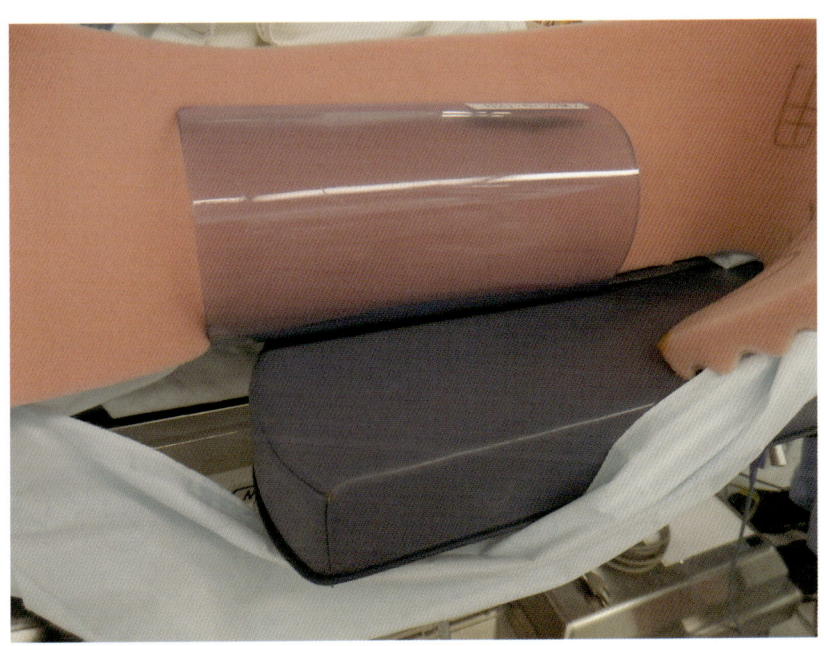

図21．固定具2
左右に傾斜をかけることもあるため，身体が移動しないような器具を使用している

2. トロッカー挿入

　当科では，通常4本のトロッカーを挿入している（図22）。まず第1トロッカーであるが，臍部から「blunt tip」型トロッカーを挿入する（図23）。臍部の皮膚をコッヘル鉗子などで反転し（図24），約1.5cmの皮膚切開を縦におく。臍部は腹腔までの距離が短く，理論上は開腹が容易なはずであるが，正中からずれて深部に切開を進めると思わぬ困難に遭遇する。そのため，皮膚をコッヘル鉗子で反転する前に，皮膚切開が正中からずれないように目印をつけておくとよい。皮膚を持ち上げておき，そのまま直視下で開腹する場合と，ある程度皮下を切開し，その後，鉤などを用いて鈍的に腹膜を破る方法がある。

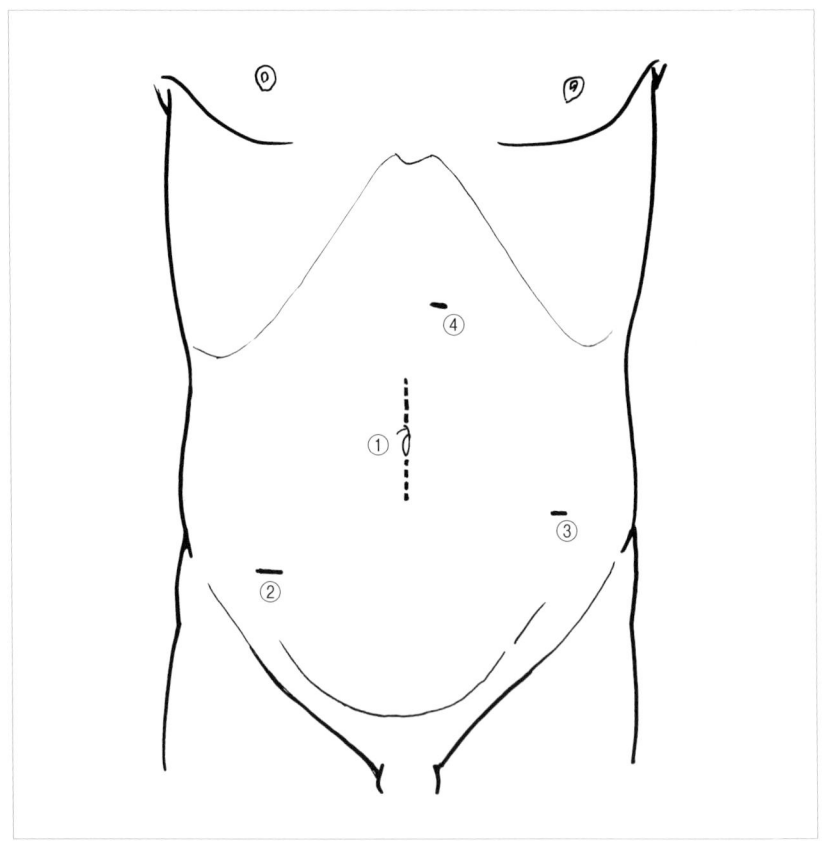

図22．トロッカーの位置
①臍部：blunt tip
②右下腹部：12mm
③左下腹部：5mm
④左上腹部：5mm
標本摘出の際には，臍部の創を延長する

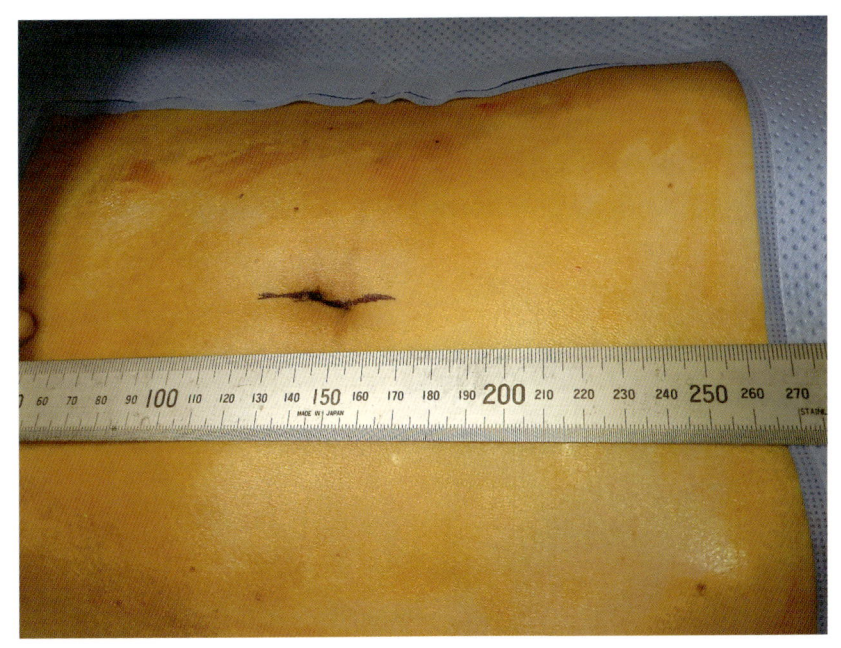

図23. 臍部マーキング
臍から開腹する場合，正中から外れないことが肝要である。臍部を反転する前に頭側および尾側の正中部分に印をつけておくことで，正中での開腹が容易になる

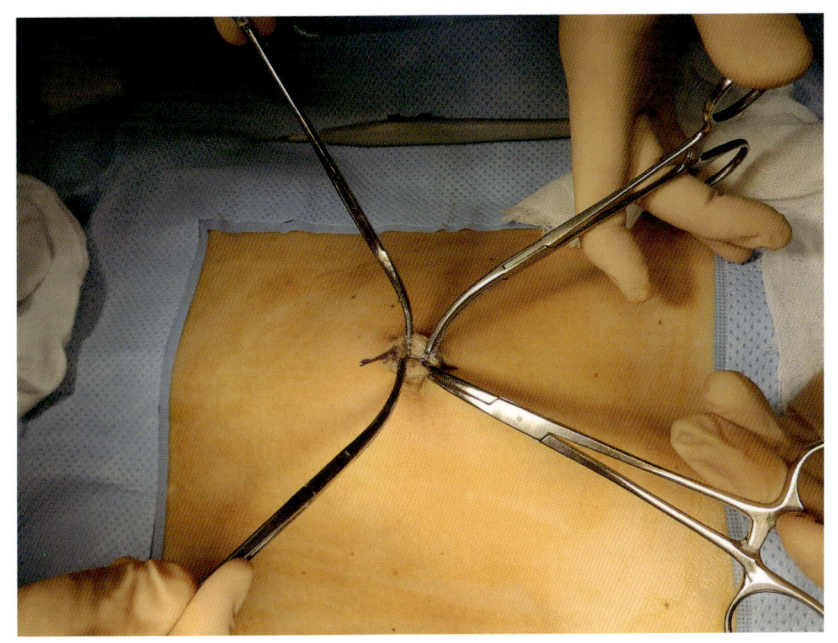

図24. 臍部反転
臍部を反転して皮膚切開をおく。この際，前述したマーキングに沿って皮膚切開をおく

正中切開の既往があり，臍部に瘢痕が及んでいる場合には，臍部を避けて別の部位に第1トロッカーを挿入する。

　第1トロッカーが挿入されたら直ちに腹腔鏡を挿入し，先端が遊離腹腔内にあることを確認する。その後，気腹を行う。気腹後にトロッカーの深さを調節し，腹腔内所見を確認する。確認事項は，癒着の有無，原発巣の部位，転移の有無である（**図25a〜c**）。

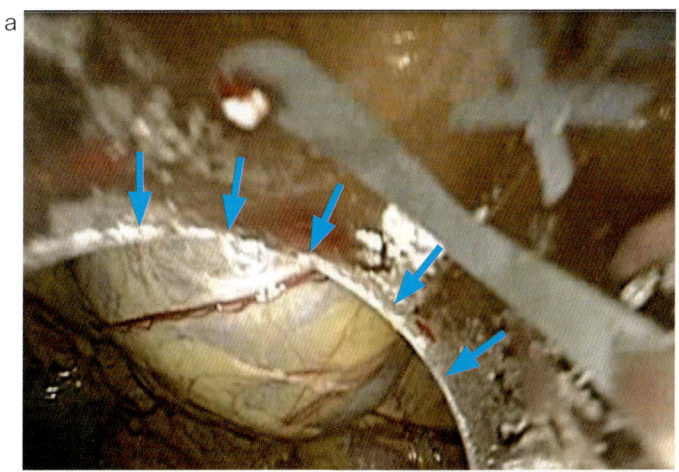

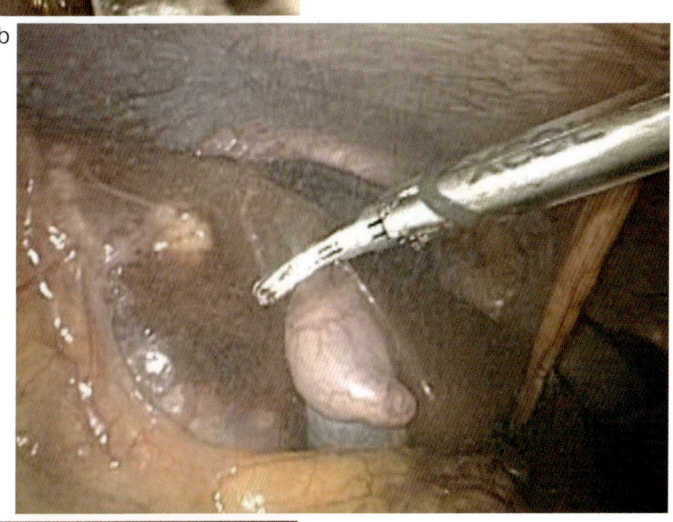

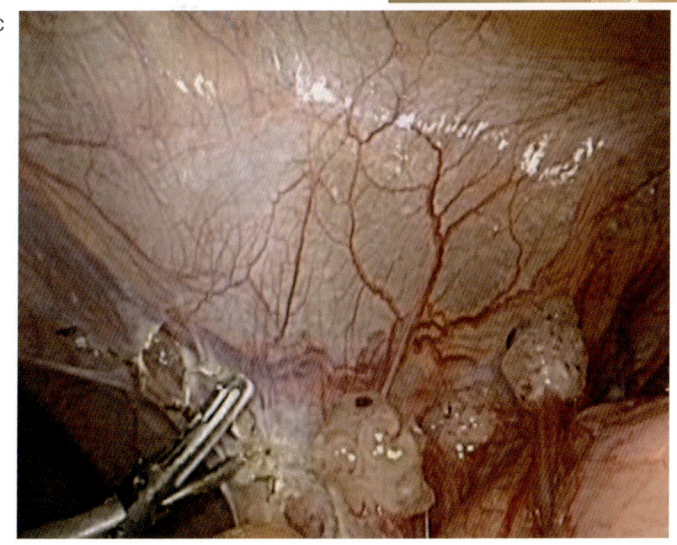

図25. 第1トロッカー挿入後の観察
a：第1トロッカー挿入後，まずトロッカーの深さを調整する。トロッカーの先端の透明部分（矢印）が腹壁の数mm先になるようにする。その後，腹腔内の観察を行う
b：肝右葉の転移巣
c：腹膜播種

第2トロッカーは，右下腹部においている。腹腔鏡で腹壁裏面を観察し，下腹壁動脈を同定する（図26a，b）。通常その側方にトロッカーを挿入している。腸管により視野が妨げられ，安全にトロッカーの挿入ができないと判断された場合には，後述する上腹部のトロッカーを先に留置し，その後，頭低位として視野を確保する。このトロッカーから，腸管切離のためのリニアカッターを挿入するので，12mm径のものを用いる。

　第3トロッカーは，左下腹としている。第2トロッカーと同じく，下腹壁動脈を確認してその外側に挿入する。高さは，第2トロッカーと同じレベルから臍の高さ程度までであれば，とくに問題なく操作に用いることができるので，癒着がない部分から挿入する。この時点では第2トロッカーが利用可能なので，必要であれば鉗子を入れて腸管を排除する。

　第4トロッカーは上腹部におくが，その位置は施設により異なる。右上腹部におく場合，患者の右側に立った術者の左手が正中を越えることがないので，カメラの動きがスムースになる。しかし一方で，下腸間膜動脈根部の視野が，鉗子自体によって妨げられる欠点がある。筆者の施設では，原則として下腸間膜動脈は根部ないしその近傍で処理するため，左上腹部に第4トロッカーをおくこととしている。第4トロッカーは，第1トロッカーと近い場所となるため，挿入の際は，第2トロッカーから挿入部位を観察すると視野がとりやすい。

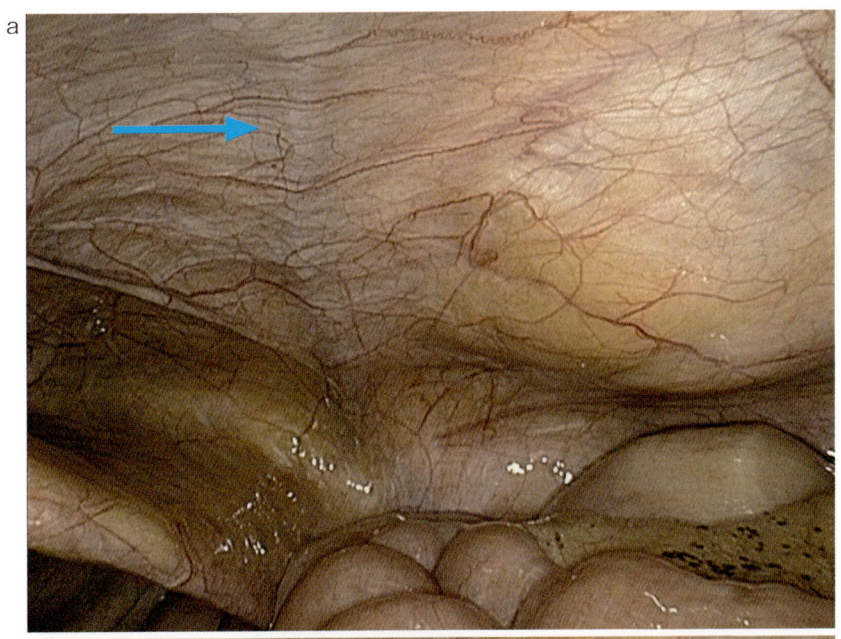

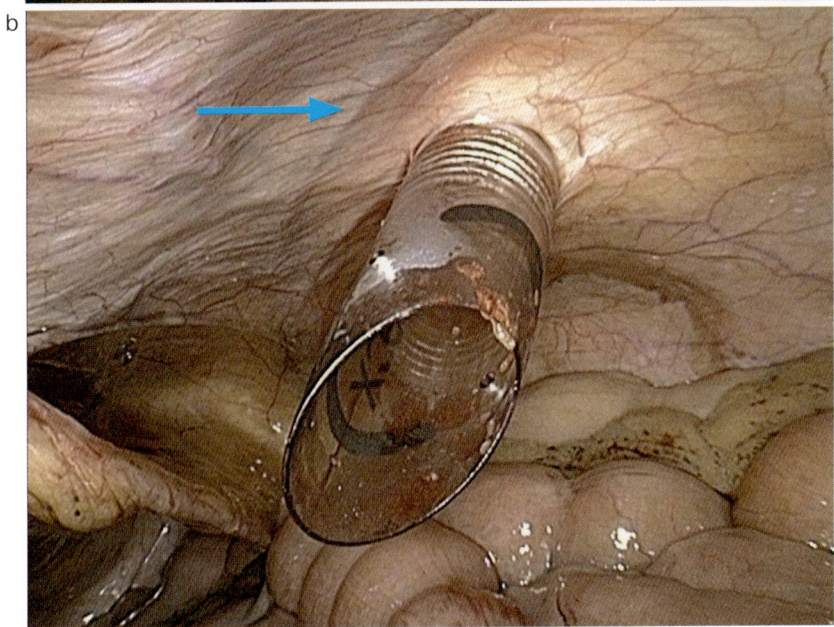

図26. 第2トロッカー挿入部確認
第2トロッカーは右下腹部に挿入する。挿入する位置は，右下腹壁動脈（矢印）の外側で，上前腸骨棘のやや尾側である
挿入に伴う下腹壁動脈の損傷を避けるため，予定挿入部位を体表から圧迫して，位置確認する

3. 内側アプローチ（前半）

　ここで実際の操作に入る。まず，体位を右下頭低位とする（**図27**）。この体位をとった後に，骨盤内にある小腸を上腹部に移動させる（**図28, 29**）。慣れないと，いったん上腹部に上げた小腸が戻ってしまい，なかなか状況が進展しないことがある。小腸の移動がうまくいかない場合には，終末回腸が後腹膜に癒着していることがあるので，腹腔鏡でよく観察し，必要に応じて癒着部を剝離する。小腸の移動のコツは，終末回腸部から延びるループ，すなわちもっとも遠位の回腸を把持し，これにより近位の腸管を載せるようにして上腹部に移動させることである。

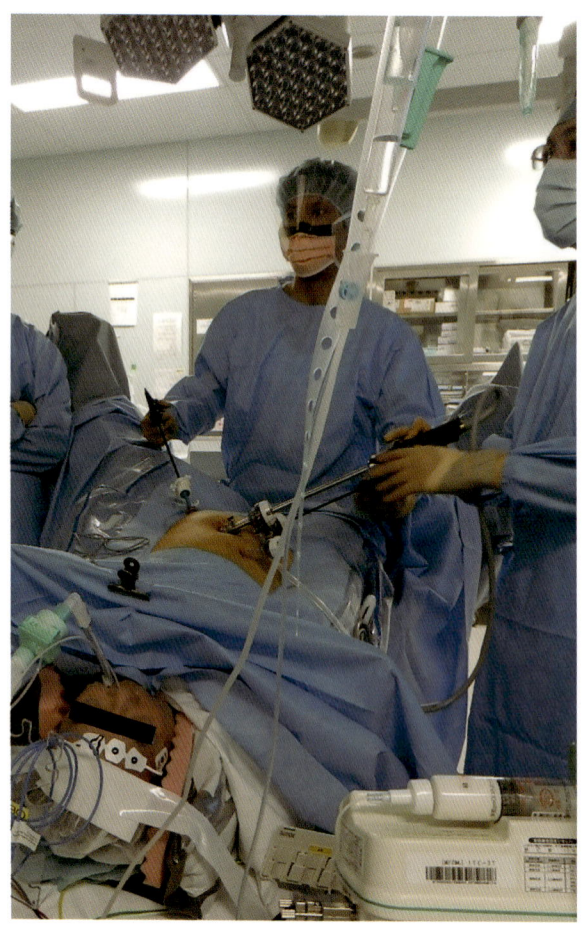

図27．腹腔鏡下S状結腸切除術の基本体位
腹腔鏡下S状結腸切除術の腹腔鏡操作中の基本体位は，このような頭低位＋右低位である

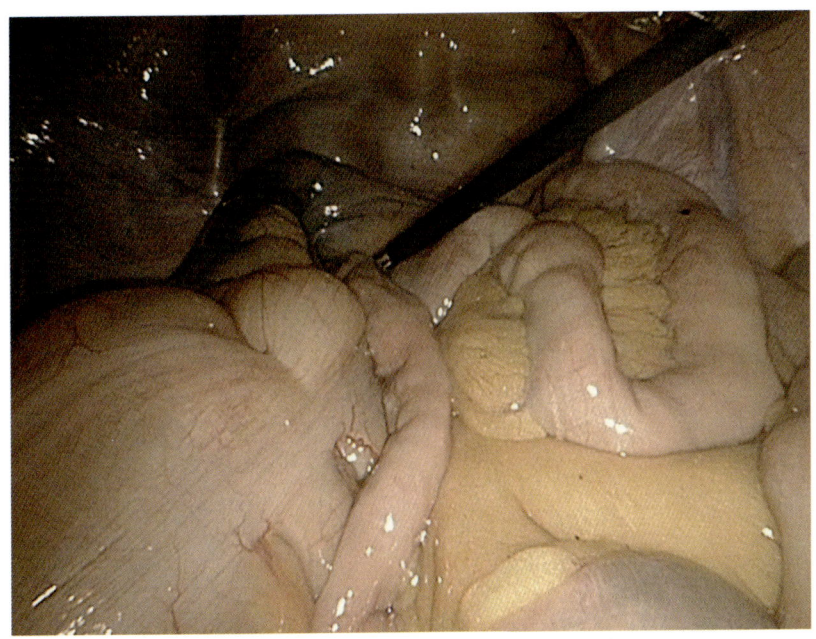

図28. 手術開始時の骨盤内
単に体位を変更した状態では，骨盤内に小腸が落ち込んでおり，このままでは手術操作ができない

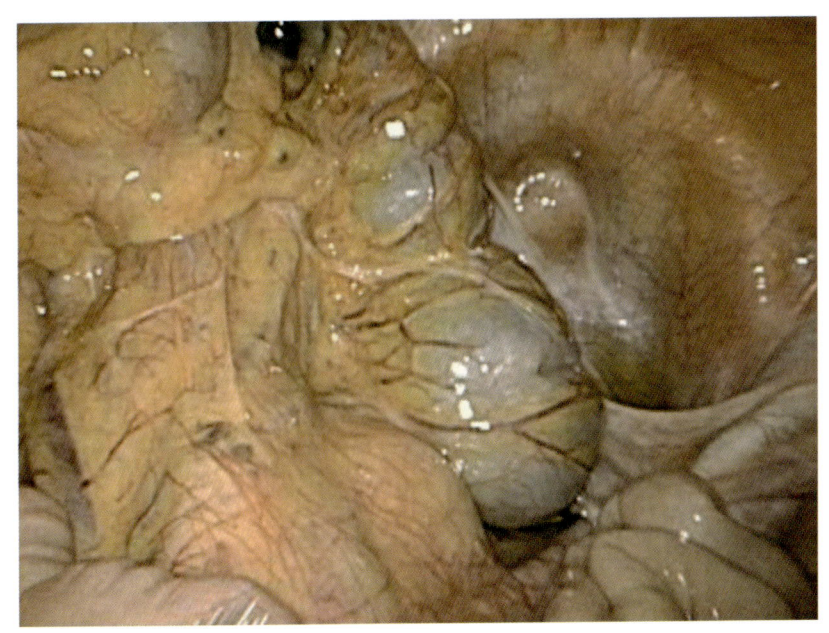

図29. 骨盤内の小腸の排除
腸鉗子を用いて小腸を頭側に排除する．この状態が骨盤内を観察する際の基本視野である

小腸を上腹部に移動させることで，右総腸骨動脈から腹部大動脈に至る後腹膜の盛り上がりが確認できる。腹腔鏡を上腹部に振り，腹部大動脈上の小腸をさらに上腹部に移動させる。このとき，小腸全体を右上腹部に排除する（図30）。この操作により，腹部大動脈の腹側を横切る十二指腸を確認する（図31）。これは，解剖の確認として重要なばかりでなく，後に下腸間膜動脈を処理する際に，十二指腸の副損傷を避けるためにも重要である。

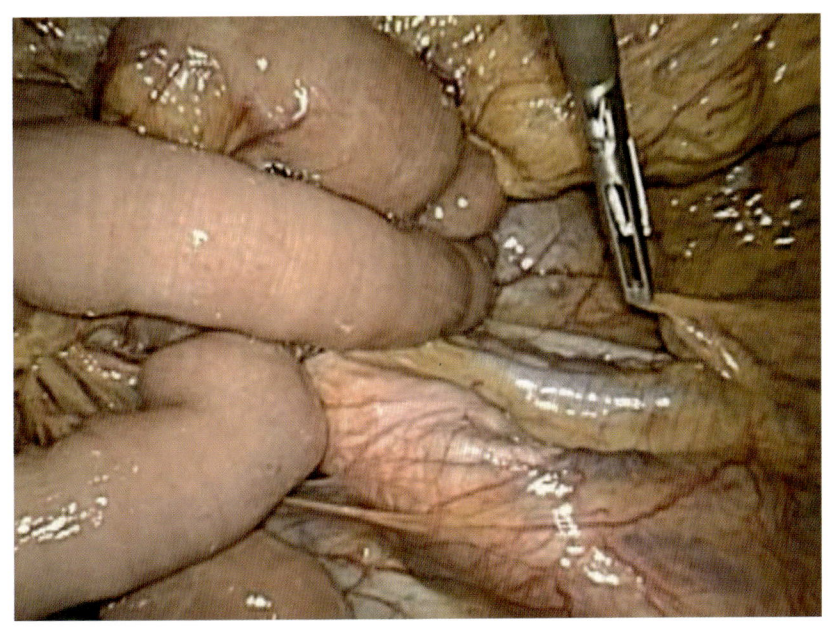

図30. 腹部大動脈の確認
視野は左が頭側，右が尾側で，骨盤内の視野と比較すると，カメラが90°回転している。これが内側アプローチ-血管処理-外側アプローチの際の基本視野である。骨盤内から排除された小腸をさらに頭側に動かしており，大動脈前面が観察できる

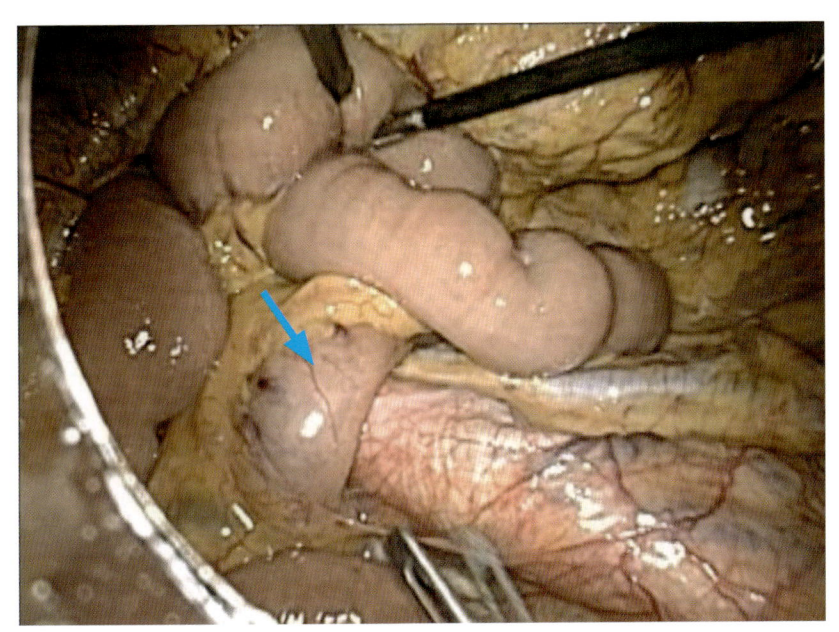

図31. 十二指腸水平脚の確認
さらにカメラを頭側に振り，大動脈前面を走行する十二指腸水平脚（矢印）を確認する。この操作には，位置関係の確認とともに，十二指腸の損傷を予防する意味がある

小腸を排除して視野が確保されたら，右総腸骨動脈近傍で腹膜を切開する（図32）。尾側は直腸S状部の高さ＝岬角の高さまで切開をおき，その後，切開創を上腹部に広げつつ剝離を左側に向けて進める。腹部大動脈はすでに同定できており，その腹側で慎重に剝離を進めると，腹部大動脈と平行する方向に走行する白色の線維状組織が認められ，これが上下腹神経叢である（図33）。上下腹神経叢は温存するので，その腹側の層で剝離を進める。

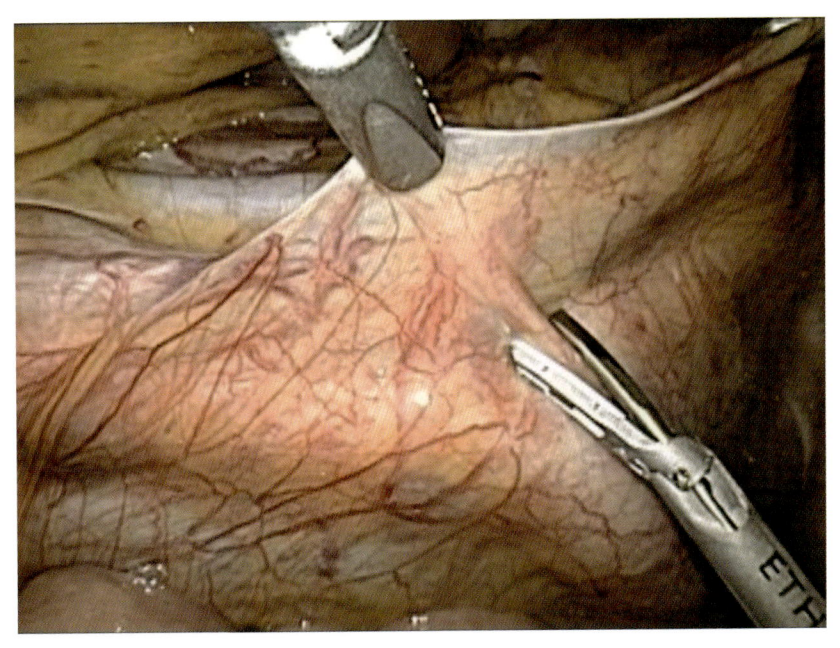

図32. 腹膜切開開始部位
右総腸骨動脈近傍のS状結腸間膜右葉を把持して緊張をかける。切開開始位置は腹部大動脈分岐部から3～4cm末梢までの間で，右総腸骨動脈の1cm腹側である

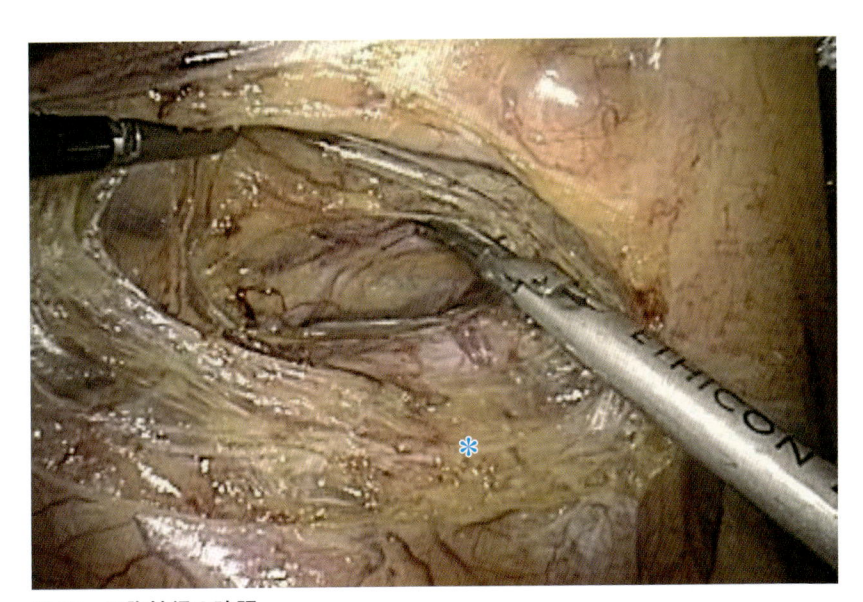

図33. 下腹神経の確認
腹膜の切開を広げ，内側から外側への剥離＝S状結腸間膜と後腹膜の剥離を行う。この際，まず上下腹神経叢（＊）を確認し，これを温存する層で剥離を進める

さらに左側に剥離を進めるが，次に左尿管を同定する（**図34**）。左尿管は剥離層の背側を走行するので，それを意識して同定するようにする。尿管は，後腹膜下筋膜と呼ばれる薄い疎な結合組織で覆われている。候補となる構造が認められたら，鉗子で軽く接触して蠕動が認められることを確認する。尿管の腹側で剥離を行うが，後に血管系の処理の際に損傷しないように，下腸間膜動脈根部の高さまで尿管の走行を確認し，剥離して背側に落とすようにする。

　尿管の外側で次に同定するのは，男性では精巣動静脈，女性では卵巣動静脈である（**図35**）。時にこれら血管と，腸間膜内の血管を区別することが困難なことがあるが，その走行する方向を見極め，確実に背側に落とすようにする。正しい層で剥離を行うと，後腹膜下筋膜を通して腸間膜側の光沢のある組織が確認できる（**図36**）。さらに外側に剥離を進めると，腸腰筋の筋束が見える。このレベルまで外側の剥離を行えば，下腸間膜動脈処理前の内側アプローチは十分である。

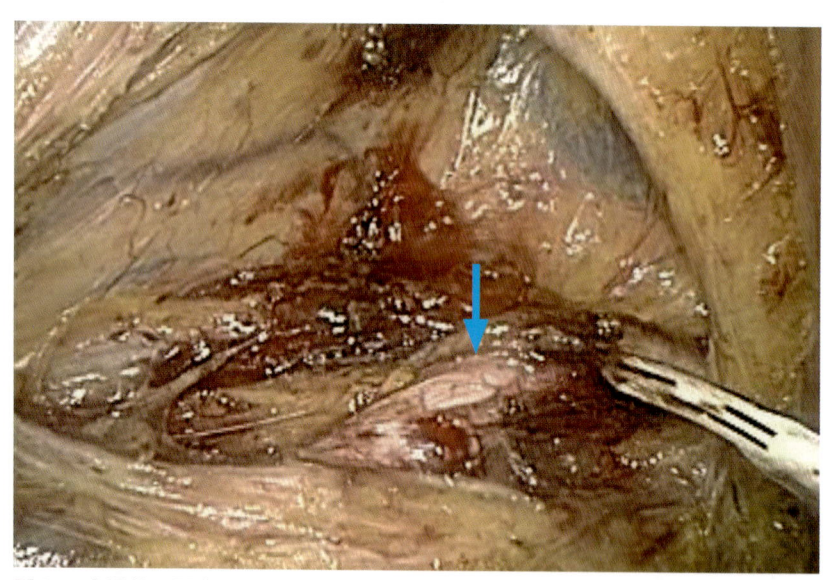

図34．左尿管の同定
さらに剥離を外側に進めるが，その際，左尿管（矢印）を確認，温存する

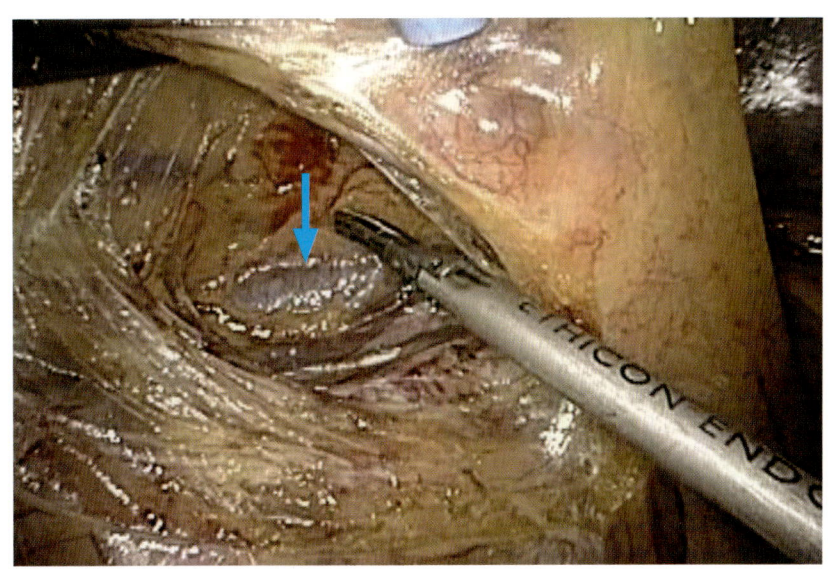

図35. 左精巣（卵巣）動静脈の同定
次いで，左精巣（卵巣）動静脈を同定し（矢印），後腹膜側に剥離する

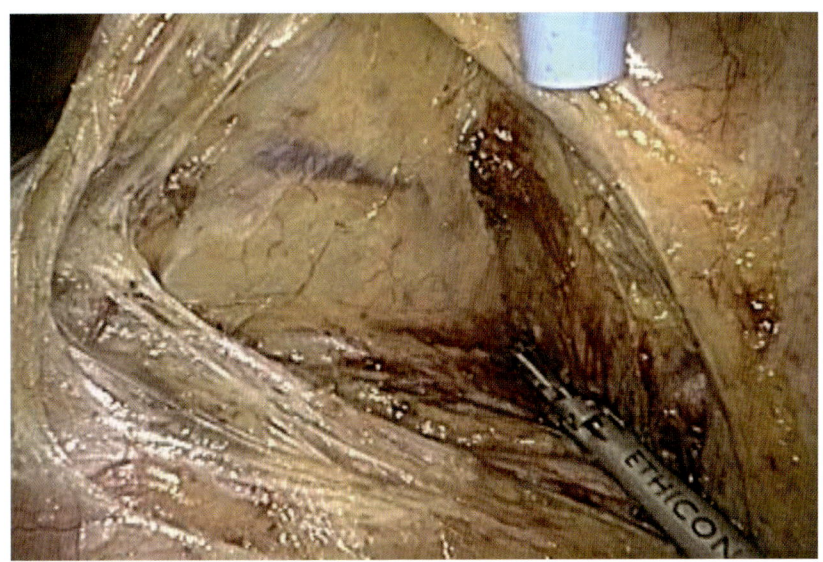

図36. 剥離層の確認-腸間膜の光沢
正しい層で剥離を行うと，腸間膜の光沢のある組織が確認できる。この写真では，ハーモニックスカルペルの位置よりも向かって左側（頭側）の剥離が進んでおり，向かって右側（尾側）と比較して腸間膜の光沢が確認できる

4. 下腸間膜動脈の処理（D3郭清）

　下腸間膜動脈の周囲の組織を残して，内側アプローチによる腸間膜と後腹膜の剥離が終了していることを再確認する。下腸間膜動脈の周囲の剥離は，尾側から開始し下腸間膜動脈の右側を通って頭側に至る剥離と，下腸間膜動脈の左側を通って頭側に至る剥離を適宜バランスよく進める。この際，損傷に留意すべきなのは上下腹神経叢で，尾側で同定した白色の線維を確認しつつ，腸間膜方向に出る枝のみを処理して本幹を温存する。

　下腸間膜動脈周囲の剥離でもう1つ気をつけなくてはならないのは，十二指腸の位置である。剥離操作開始時に十二指腸を1回確認しているが，下腸間膜動脈頭側の剥離の際に十二指腸との距離が非常に近い場合があるので，ここで再度確認する。下腸間膜動脈根部が十二指腸水平脚の背側に入り込んでいる場合には，十二指腸を剥離して下腸間膜動脈の根部をしっかり露出する（図37）。

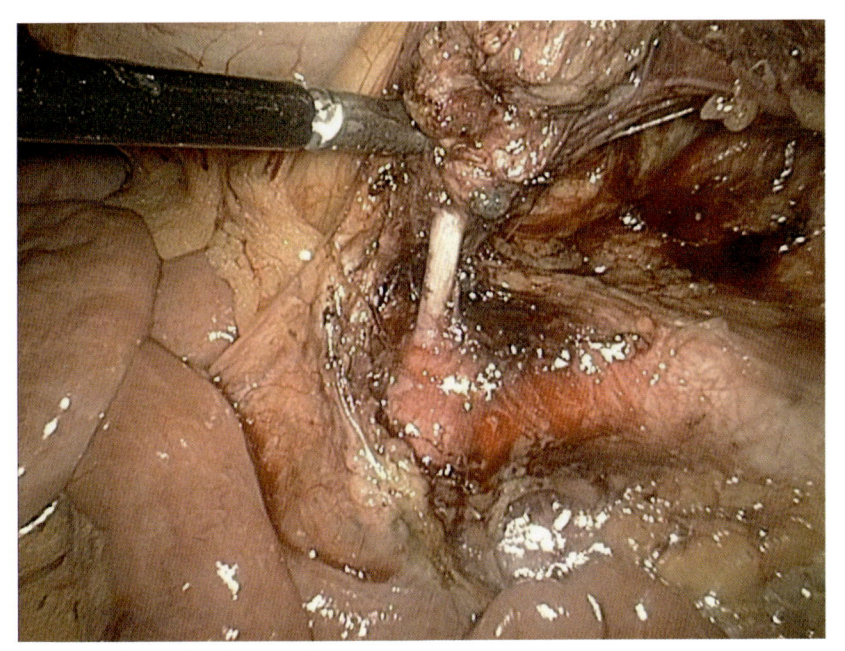

図37. 下腸間膜動脈根部の剝離

下腸間膜動脈は，周囲を鞘に被覆されており，この鞘を剝くようにして下腸間膜動脈自体を露出させる。この操作は超音波凝固切開装置を用いて行うが，通常，開腹手術で使用する手術器械と比較して先端が繊細でないため，鞘の処理の際に血管自体を損傷しないように慎重に行う。血管鞘の尾側やや右側で下腸間膜動脈を露出し，そこを足がかりとして頭側に向けて下腸間膜の右側壁，左側壁をそれぞれ露出する。

　血管自体の処理には，ロック式のクリップを用いている。ロックのない金属クリップは外力により外れやすい印象があり，筆者はとくに太い血管の処理の際にはロック式のものを使用している（図38a，b）。

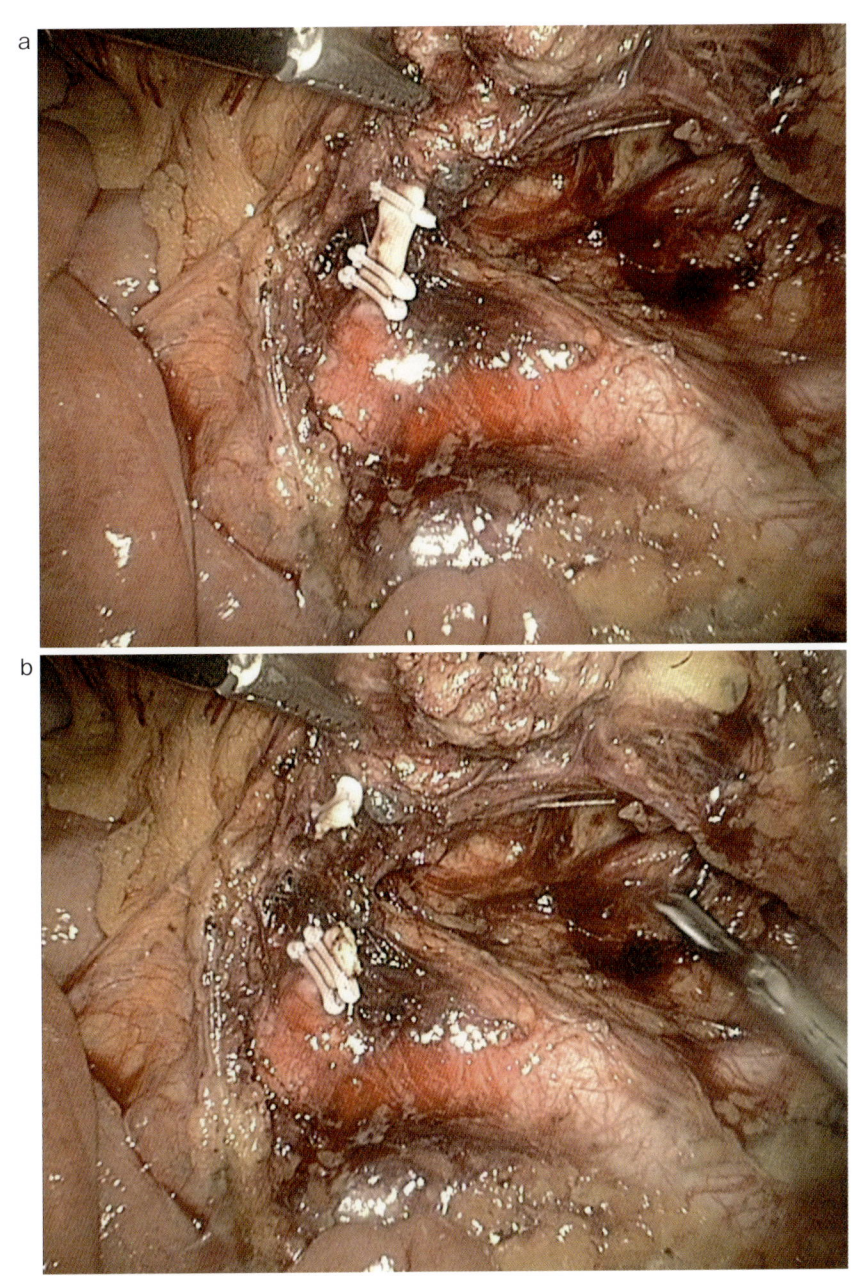

図38. 下腸間膜動脈根部のクリップによる処理
下腸間膜動脈根部を十分露出し，クリップを用いて切離する

5. 下腸間膜静脈の処理

　下腸間膜動脈の切離が終了したら，同じ高さで腸間膜の処理を左側に進め，下腸間膜静脈を処理する。下腸間膜動脈のすぐ左側にしっかりとした線維状の組織が下腸間膜動脈と平行して走行するが，これは神経であり超音波凝固切開装置で処理可能である（図39）。下腸間膜静脈自体は，腸間膜内を走行しており直視で確認できない場合もあるが，腸間膜を腹側から，あるいは背側からよく観察することで走行が確認できることも多い。神経を切離すると，下腸間膜静脈の右側に至る。

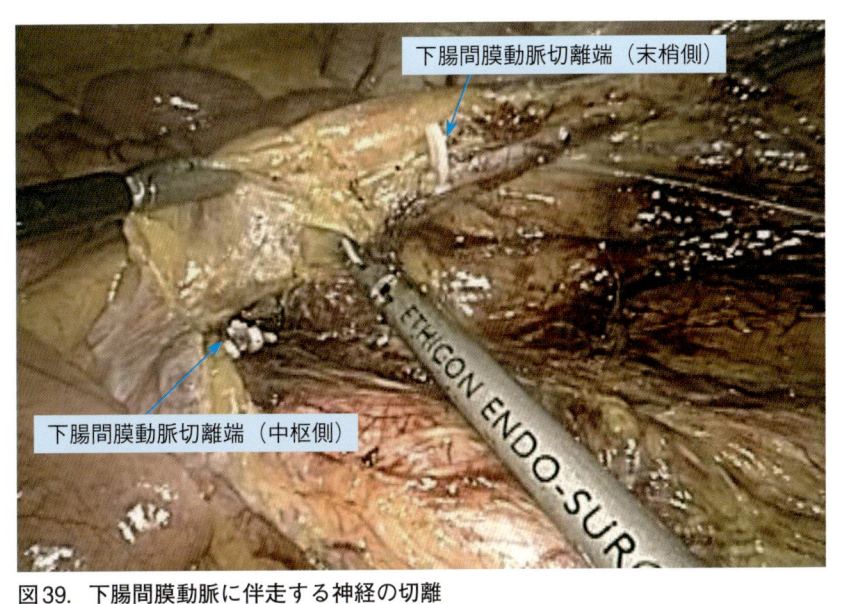

図39. 下腸間膜動脈に伴走する神経の切離
下腸間膜動脈のすぐ左側を走行する索状の組織は神経であり，ハーモニックスカルペルで切離する

この操作の際，下腸間膜静脈のさらに左側に，必ず腸間膜が薄い部分があるので（図40），その部分を先に処理すると，下腸間膜静脈の存在部位がかなり限定され，後の血管周囲の剝離操作がやりやすい．腹腔鏡による観察では当初判別が困難であることが多いが，この位置では下腸間膜静脈に左結腸動脈が伴走しているので，それぞれを分けて処理する．ここでも処理にはロック式のクリップを用いている（図41a～c）．

　下腸間膜静脈および左結腸動脈の処理が終了したら，後に腹腔外へ腸管を引き出す際に緊張がかからないように，腸間膜の切開を尾側に進めておく．この際，注意すべきことは，腸間膜の切開の方向を誤り，結腸の辺縁動脈を損傷すると，同部位よりも遠位の腸管への血流が遮断され，同部を近位側の切離線とせざるを得なくなる点である．腸管の方向にではなく，腸管と平行な方向に腸間膜の切開を行うようにする．

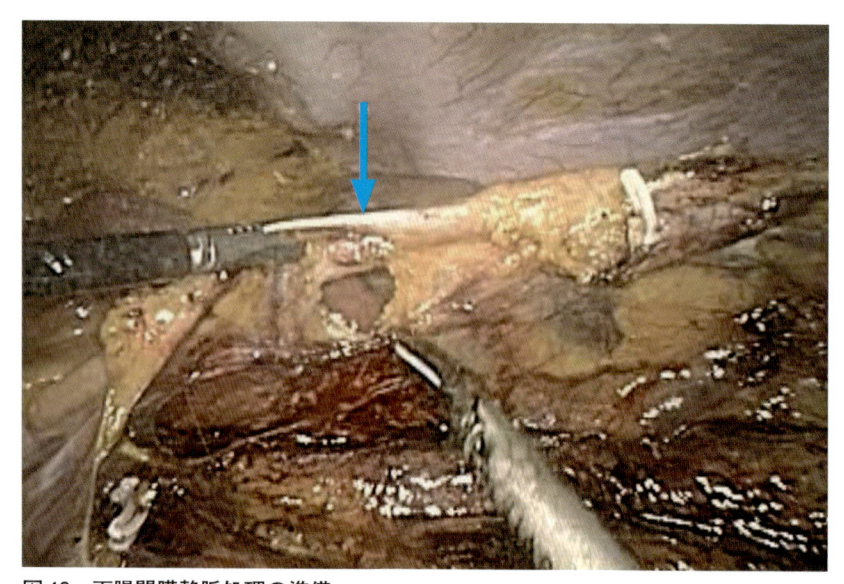

図40．下腸間膜静脈処理の準備
下腸間膜静脈，左結腸動脈（矢印）の外側には腸間膜が薄い部分があるので，先にその部分を同定し，切開すると血管処理の目安となる

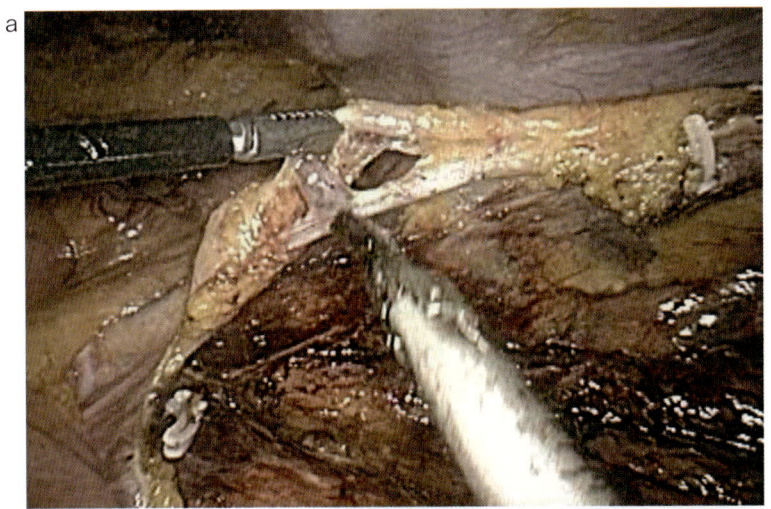

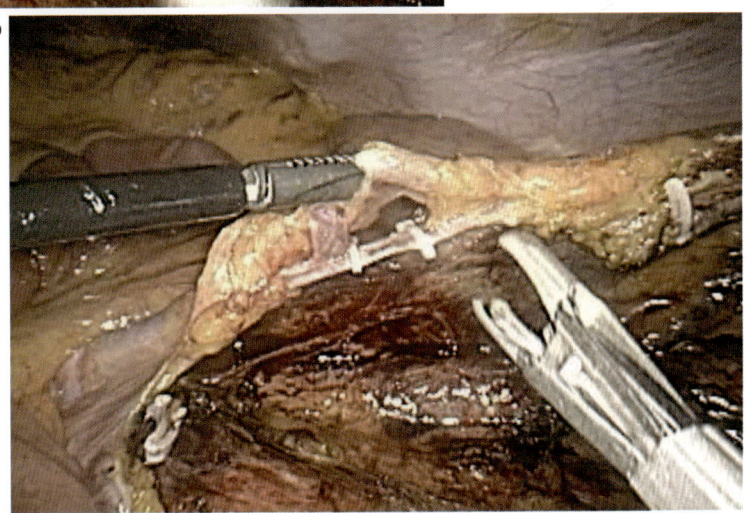

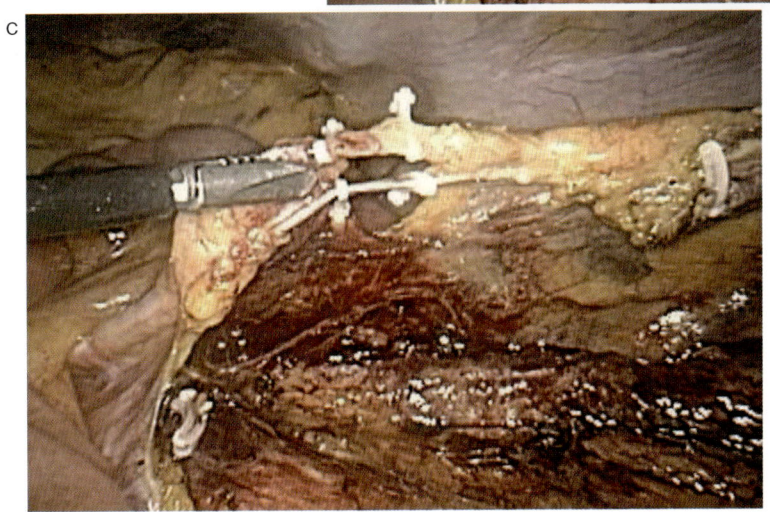

図41.　下腸間膜静脈，左結腸動脈の切離
　a：下腸間膜静脈および左結腸動脈を同定し，周囲を剝離する
　b：下腸間膜静脈へのクリッピング
　c：左結腸動脈へのクリッピング

6. 上直腸動脈の処理（D2郭清/low tie）（図42）

　前述の「4. 下腸間膜動脈の処理（D3郭清）」（p.38）では，下腸間膜動脈を根部あるいはその近傍で処理する手順を述べたが，これは『大腸癌取扱い規約』のD3，あるいは欧米でhigh tieと呼ばれる操作に相当する．一方，左結腸動脈が分枝した末梢で上直腸動脈を処理する場合もあるので，その手順を述べる．

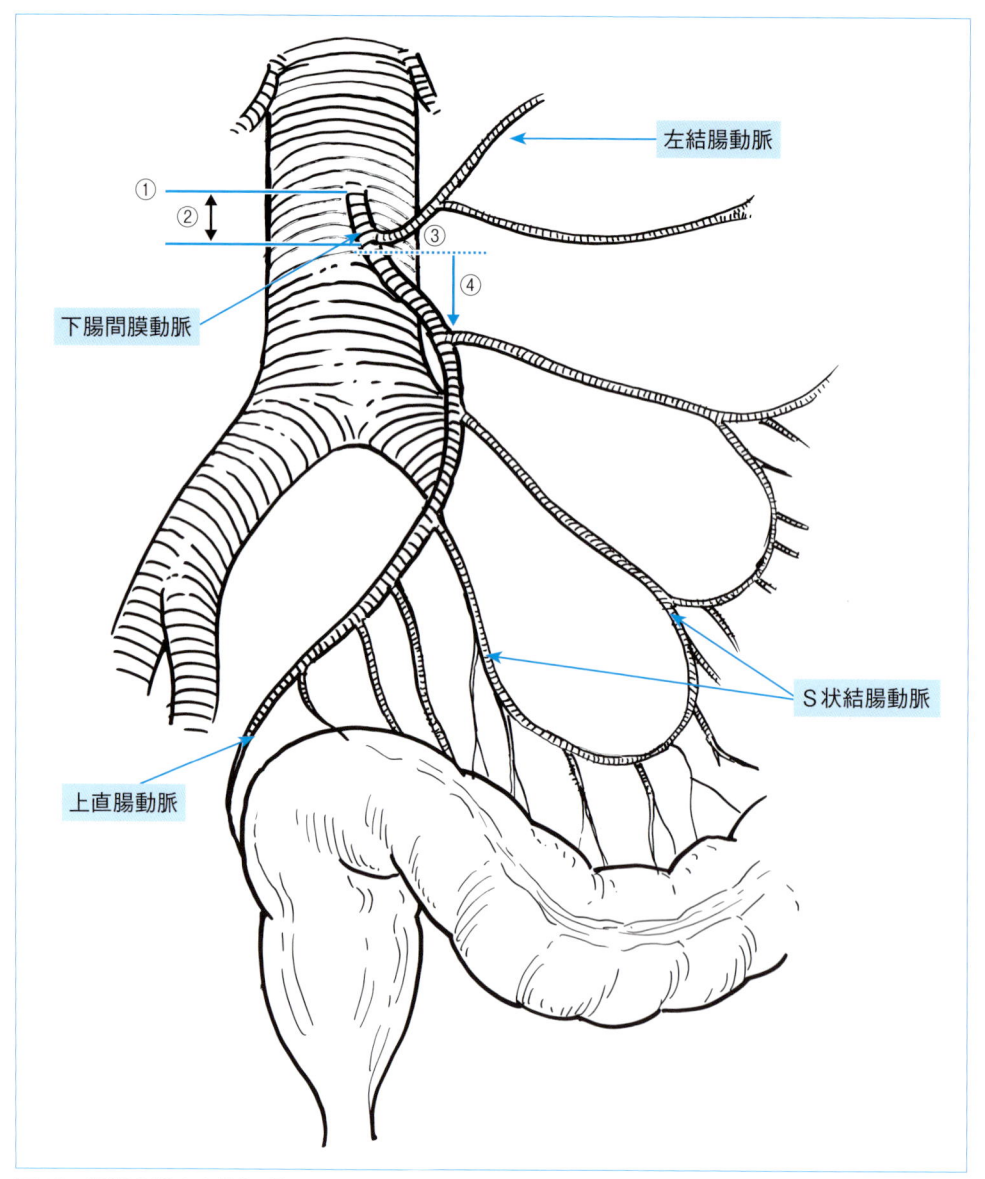

図42．郭清の際の血管処理
わが国の『大腸癌取扱い規約』では，下腸間膜動脈根部リンパ節を郭清するD3（①）および上直腸動脈根部まで郭清するD2（③）が定義されている
一方，欧米では血管処理の際，「根部を露出」するか否かではなく，左結腸動脈分岐部よりも中枢側で血管（下腸間膜動脈）を処理した場合をhigh tie（②），末梢側で処理した場合をlow tie（④）と呼んでいる

まず，欧米でlow tieといわれる操作を説明する。これは，わが国のD2郭清（左結腸動脈分枝直下で上直腸動脈を処理する）とは異なっており，主眼はあくまで左結腸動脈の温存にある。すなわち上直腸動脈を主幹のいずれかの場所で切離すればよい，という考え方である。したがって，左結腸動脈分岐部を露出することなく，左結腸動脈の走行を推定し，その末梢で上直腸動脈を処理する。具体的には，前述した内側アプローチを行った後（図43），上直腸動静脈の走行している部分の左側で腸間膜の薄い部分を同定し，その部分の腸間膜に穴をあける（図44）。次いで右下腹部からリニアカッターを挿入して上腸間膜動脈・上腸間膜静脈を一体として処理する（図45）。リンパ節郭清の範囲を日本の規約どおりに行うことを重視すると，このような操作はなかなか受け入れにくいかもしれないが，実際には242番リンパ節すべてと252番の大部分は郭清されており，欧米諸国ではごく普通に行われている手技である。

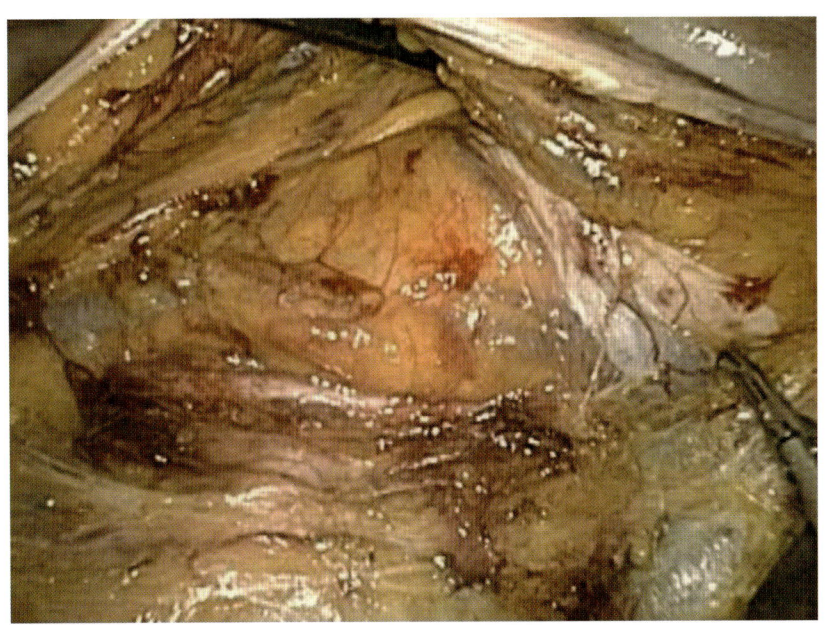

図43. 内側アプローチ
D2郭清の場合も，D3郭清の場合と同様に内側アプローチで剝離を進める

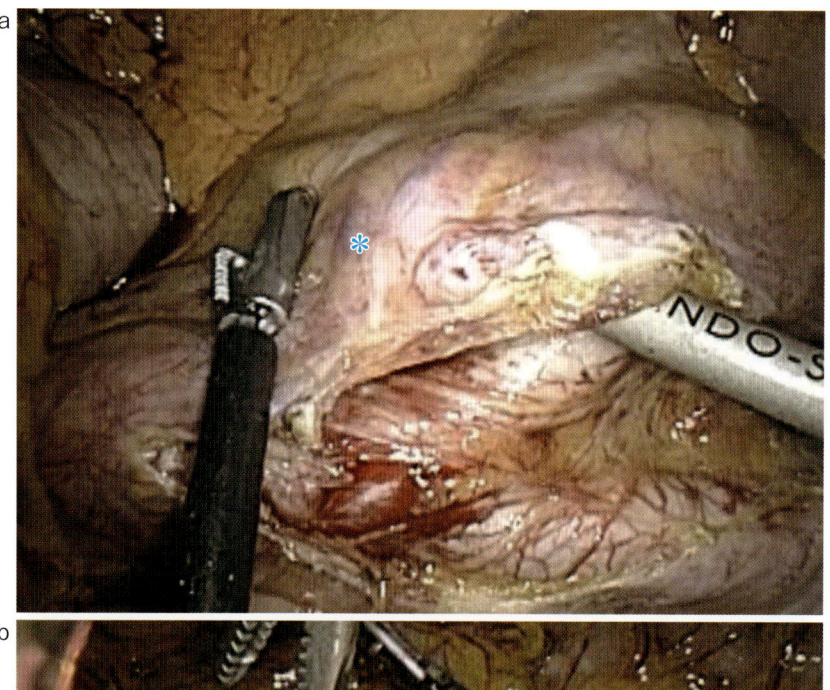

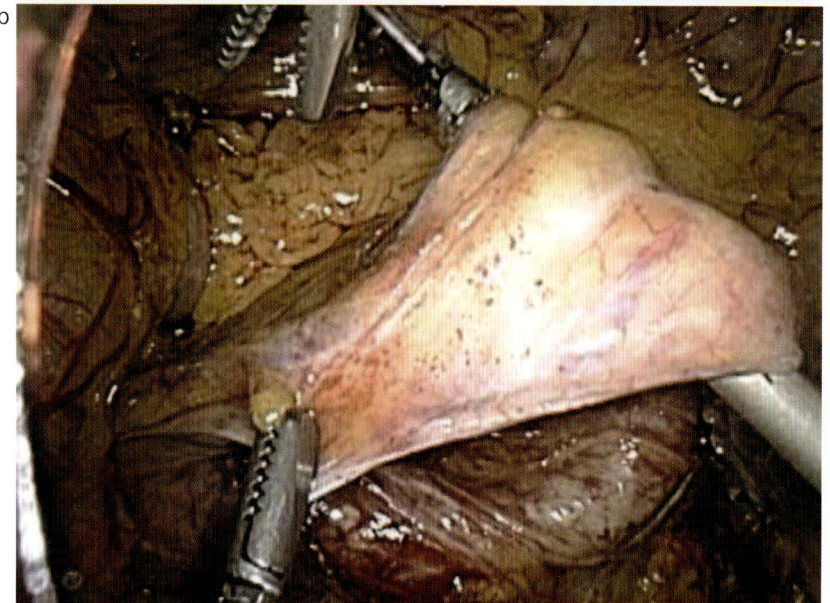

図44. Low-tieにおける血管切離部位の決定
a：内側アプローチを進めた後，上直腸動静脈の左側の腹膜の薄い部分（血管が走行していない部分）を同定する（＊）
b：次いでその部分を切開して血管処理部位を決定する

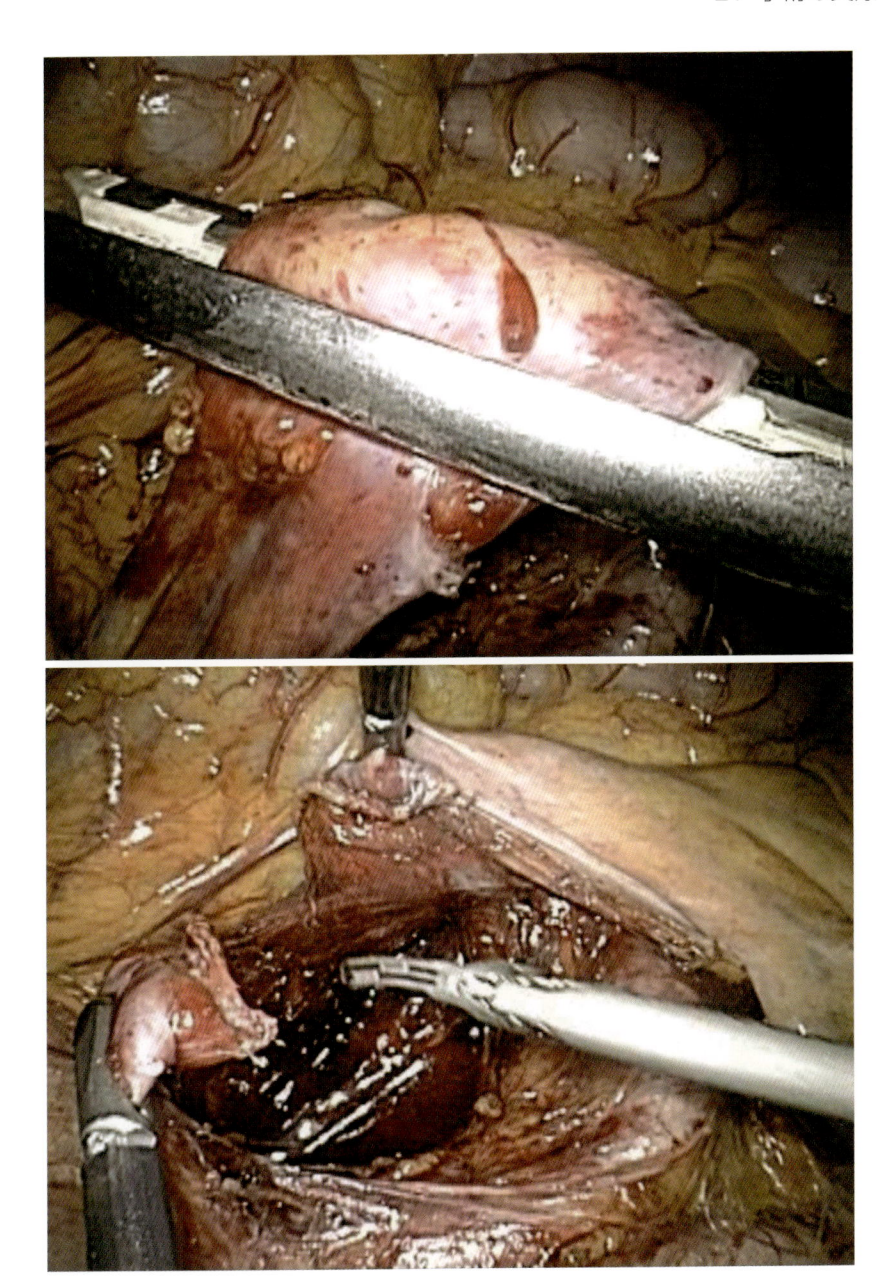

図45. リニアカッターによる血管処理
リニアカッター（白カートリッジ）を用いて血管を一括処理する

次いで，わが国の『大腸癌取扱い規約』で定められているD2郭清の操作を述べる。下腸間膜動脈から左結腸動脈が分岐した直下で上直腸動脈を処理するのがD2郭清であるため，分岐部自体を同定する必要がある（図46）。左結腸動脈分岐部よりも下腸間膜動脈根部方向で下腸間膜動脈を露出し，露出した下腸間膜動脈を末梢方向に剥離して，左結腸動脈分岐部を剥離，同定後に上直腸動脈根部を処理する（図47a，b）。D3郭清の手順の際にも述べたが，下腸間膜動脈は血管鞘に囲まれており，この鞘を1カ所で切開して動脈自体を同定し，末梢方向に向けて剥離する。

下腸間膜動脈の露出を開始する部位であるが，あらかじめ術前のCTで下腸間膜動脈根部と左結腸動脈分岐部の距離を測定しておくと，部位を決定するための目安となる。また，腹腔内脂肪の量にもよるが，下腸間膜動脈から左頭側に伸びる脂肪の高まりとして左結腸動脈が同定できる場合もあり，その際には分岐部と推定される部位の近傍から剥離を開始することで操作に要する時間を短縮できる。

下腸間膜動脈からの血管の分枝の仕方は，ほぼ定型的であるが，バリエーションとして，①左結腸動脈が分枝した直下で第1S状結腸動脈が下腸間膜動脈から分枝している場合，②左結腸動脈分枝直後に頭側と尾側に分枝している場合，などがあり，剥離の際に血管を損傷しないように気をつける。

なお，ここに述べたような『大腸癌取扱い規約』に則ったD2郭清は，D3郭清を行うよりもかえって操作に時間がかかる。高齢者や合併症を有する患者で，手術時間短縮のため郭清を縮小することがあるが，その際には先に述べた欧米流のlow tieを行うべきで，規約どおりのD2郭清ではその目的を達成できない。

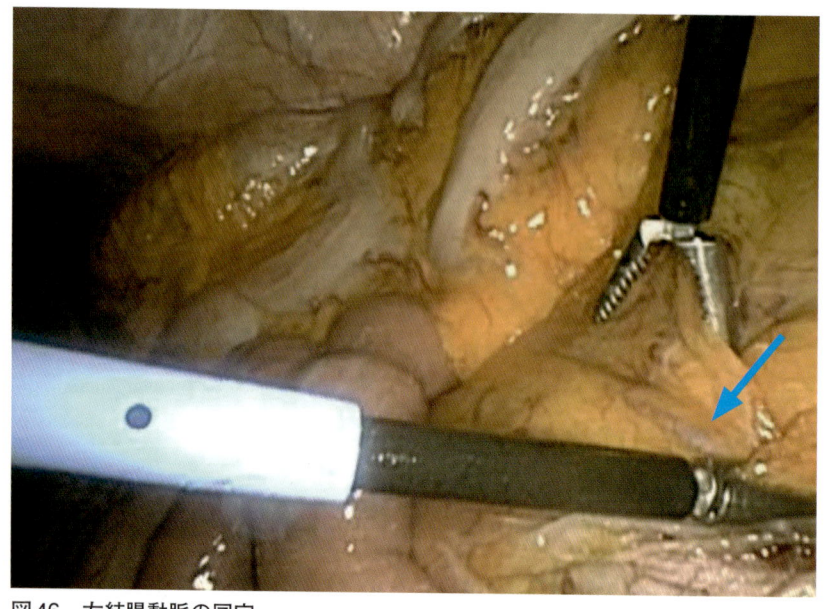

図46．左結腸動脈の同定
上直腸動脈を根部で処理するD2郭清では，下腸間膜動脈から左結腸動脈が分岐する部位を同定する必要がある。この症例では，S状結腸間膜左葉側から左結腸動脈（矢印）の走行が確認できる

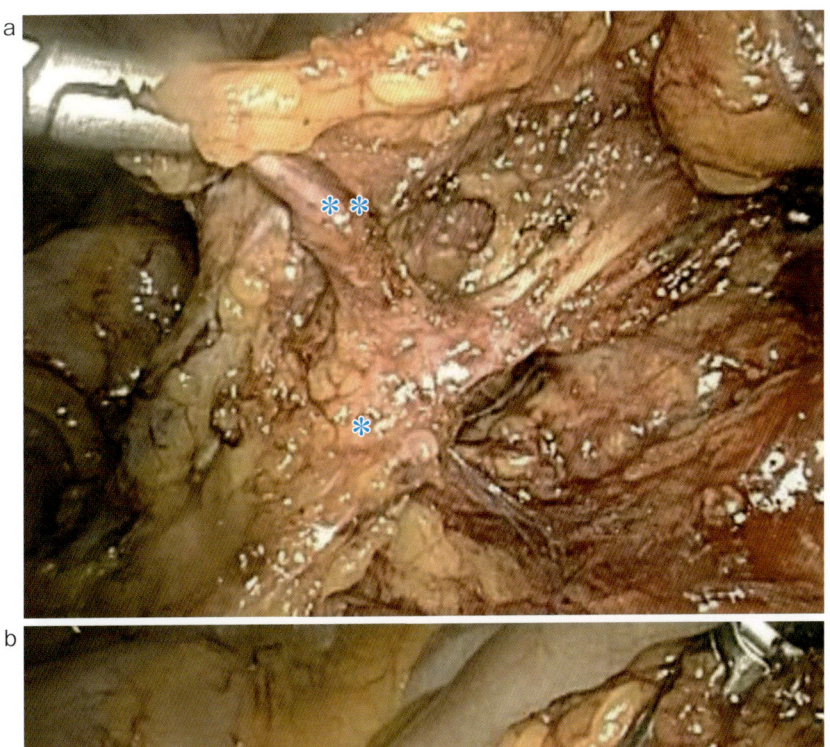

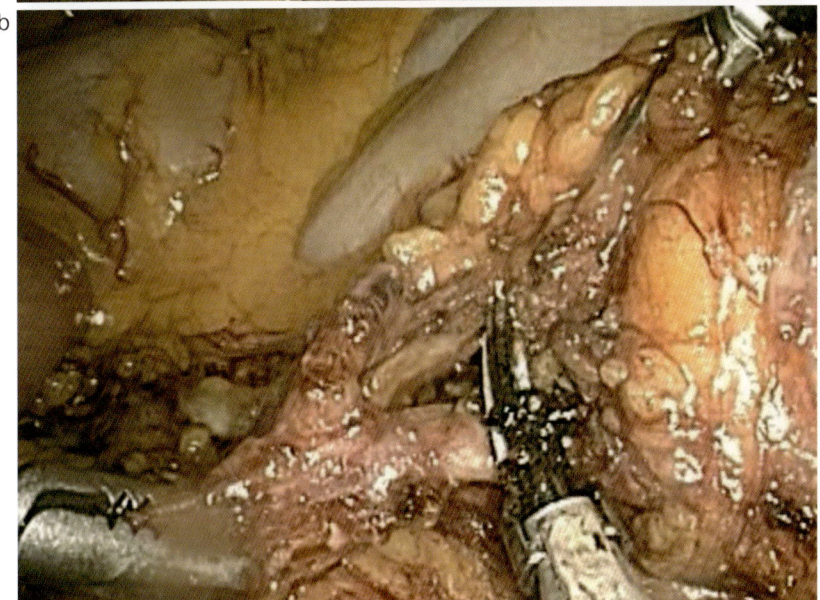

図47. 左結腸動脈分岐部の露出
a：下腸間膜動脈（＊）から左結腸動脈（＊＊）が分岐する部分を明らかにする。これで上直腸動脈根部が同定された
b：上直腸動脈根部の高さから末梢方向に向けて血管周囲の脂肪織を郭清する。血管は左結腸動脈分岐部直下で処理する

7. 下腸間膜動脈温存D3郭清

　下腸間膜動脈の高位結紮は行わず，上直腸動脈レベルで血管処理を行い，一方，下腸間膜動脈根部から左結腸動脈分岐部までの高さの下腸間膜動脈周囲の脂肪織を郭清するアプローチで，下腸間膜動脈根部結紮を伴うD3郭清と同等の腫瘍学的効果を保持しつつ，左結腸動脈からの吻合部近位への血流を保つことがねらいである。

　低位前方切除術では，吻合部が骨盤深部となり，吻合部に届くだけの長さのS状結腸を残さなければならない。その際，左結腸動脈を切離すると中結腸動脈由来の吻合部近位の血流が十分保てない場合がある。しかし，S状結腸切除では吻合部は岬角近傍で，残すべきS状結腸の長さは短く，通常であれば血流障害に関して懸念はない。

　具体的な操作を述べると，下腸間膜動脈根部を同定，露出するところまでは，通常のD3郭清と同じで，その後，下腸間膜動脈は切離せず，下腸間膜動脈周囲の剝離を末梢側に向けて進める（図48）。末梢側の剝離の「ゴール」は左結腸動脈分岐部である。一方，外側（左側）の郭清範囲は，下腸間膜動脈根部と同じ高さで左結腸動脈（および伴走する下腸間膜静脈）とするのが一般的で，外側への剝離を左結腸動脈・下腸間膜静脈に達するまで行った後は，剝離を左結腸動脈に沿って尾側に向け，末梢側剝離のゴールである左結腸動脈根部へと収束させる（図49a，b）。

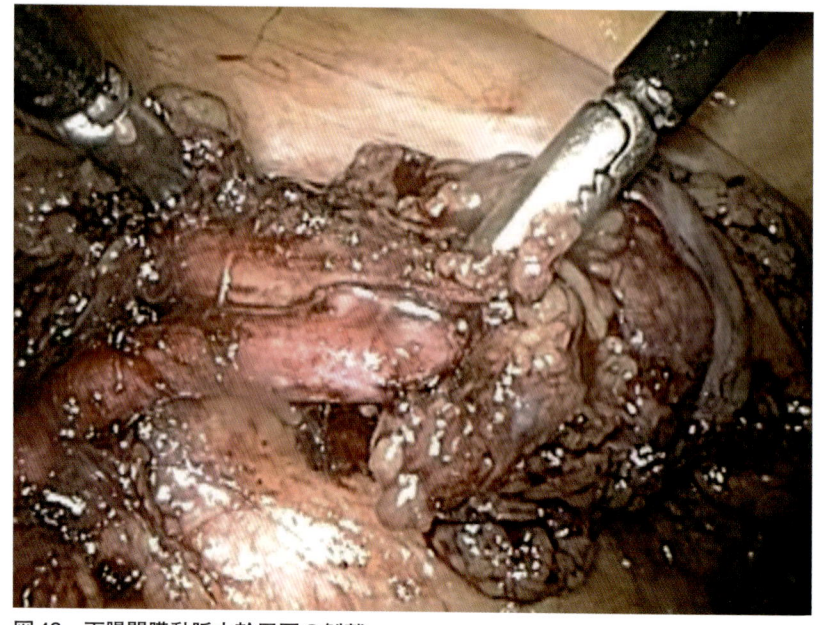

図48．下腸間膜動脈本幹周囲の剝離
下腸間膜動脈根部より末梢に向けて，動脈を露出しつつ周囲の脂肪織を郭清する

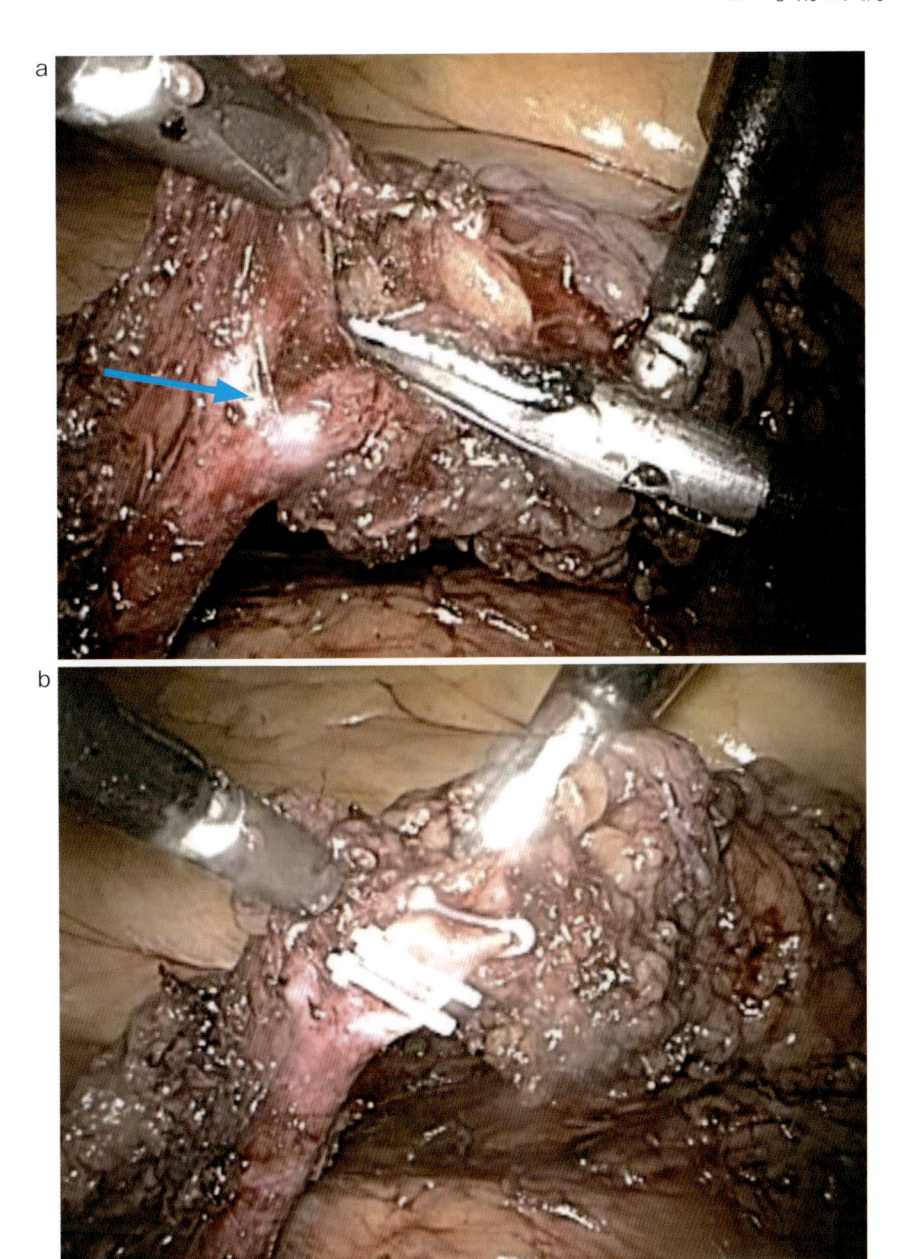

図49. 左結腸動脈分岐部の同定と上直腸動脈の処理
a：下腸間膜動脈を末梢方向に剝離し，左結腸動脈分岐部（矢印）を同定する
b：左結腸動脈分岐部直下で，上直腸動脈を処理する

これまで，①下腸間膜動脈を根部で処理するD3郭清，②左結腸動脈根部を露出せずに上直動脈を処理する欧米流のlow tie，③左結腸動脈分岐部を露出して上直動脈根部を処理するD2郭清，④下腸間膜動脈を切離せず周囲脂肪織を郭清する下腸間膜温存D3，の4種類の操作に関して述べた。手術操作としては，①および②が短時間で終了するのに比べて，③および④，とくに④では手術時間が長くなる。筆者の施設では，腫瘍学的効果と手術侵襲のバランスを勘案して，①の下腸間膜動脈根部処理D3郭清を標準術式としている。

　吻合部近位の血流に関しては，脾彎曲部を授動して，中結腸動脈からの血流が期待できる部位で吻合するというアプローチもある。脾彎曲部の授動操作に関しては後述する（p.88参照）。

8. 内側アプローチ（後半）

　中枢方向の血管処理が終わったら，内側アプローチを継続する。視野を妨げる血管がなくなり，とくに頭側方向の術野が血管処理前よりも明瞭になっている（図50）。左尿管，左精巣（卵巣）動静脈は，すでに同定してあり，左総腸骨動脈の高さでは後腹膜側に剥離されている。この剥離層をより頭側に進める。頭側方向の高さの目安は血管処理部で，外側方向の目安は腸腰筋が確認できる部位である。

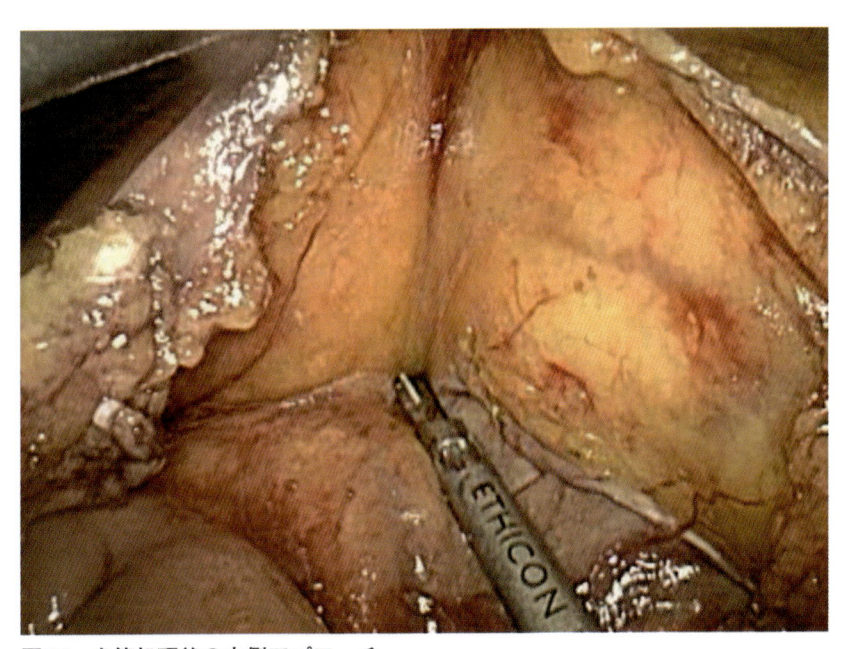

図50．血管処理後の内側アプローチ
血管処理後は後腹膜の視野が良好になる。この症例では腸間膜と後腹膜との境界が明瞭に確認できる。左尿管，左精巣（卵巣）動静脈を温存する層で剥離を進める

同定，温存し後腹膜側に剥離する必要がある左尿管，左精巣（卵巣）動静脈はいずれも頭側から尾側への直線的に走行する。うち尿管は，特徴的な白色の色調および刺激による蠕動運動からその同定は比較的容易であるが，精巣（卵巣）動静脈は，時に腸間膜内の血管と誤認されることがある。血管の走行，色調からは精巣（卵巣）動静脈なのか，腸間膜内の血管か判断が困難な場合は，周囲の腸間膜の性状に着目する。正しく後腹膜組織が剥離されている場合には，剥離面には光沢が認められるはずである。反対に，後腹膜組織が腸間膜側に付着している場合には，剥離面に光沢が認められず，「粒だった」感じになる。

　誤った層の認識のもとで頭側に内側アプローチを続行した場合の術野を撮影したのが図51である。左腎の側面から後面が一部露出している。実際の手術ではこの後，術者が交替し，再度総腸骨動脈の高さから剥離をやり直した。原因は卵巣動静脈を腸間膜内の血管と判断して剥離を行い，剥離層が後腹膜側になったためであった。

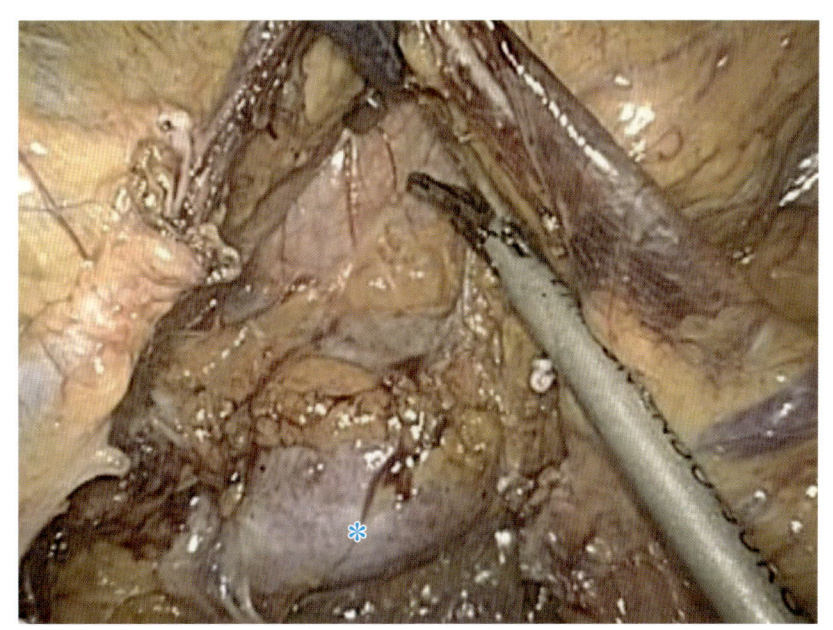

図51. 誤った層での内側アプローチ
深い層で剝離を進めた結果，腎の背側（＊）が露出した状態

ここまでで，アプローチを開始した総腸骨動脈近傍の高さから頭側に関しての内側アプローチは終了である．次いで，直腸を遠位に向けて剥離するが，S状結腸に病変がある場合，遠位側の腸管は直腸S状部での切離となる．岬角の高さから4〜5cm遠位まで，まず直腸右側の腹膜を切離し，直腸を腹側に牽引する．すると，直腸後面に疎な層が現れるので，その面で剥離を直腸遠位に向けて行う（図52）．この際，大動脈の前面で同定した上下腹神経叢から連続した右下腹神経が腹側に引き上げられているので，同定，剥離して損傷しないようにする．直腸間膜後方の剥離は，右側の腹膜切開部より4cmほど遠位まで進めておく．これは後の吻合操作の際に直腸S状部の可動性を確保するためである（図53）．

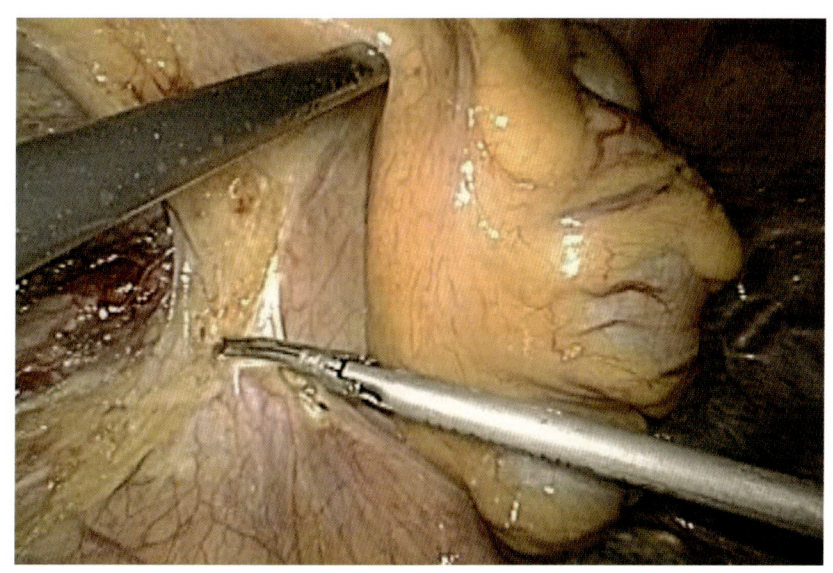

図52. 遠位に向けての内側アプローチ
腸管を腹側に引き上げ，直腸S状部腸間膜に緊張をかけて遠位に向けて剝離を行う

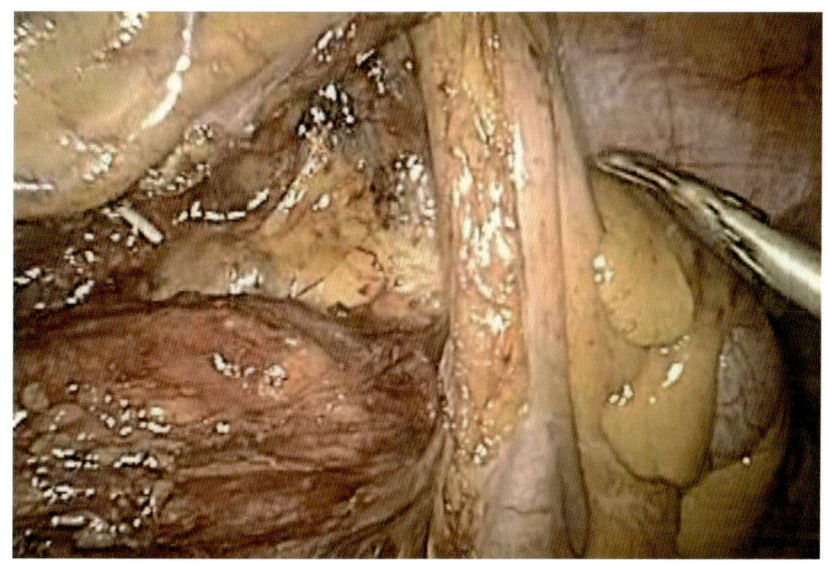

図53. 内側アプローチ終了時
直腸S状部の右側から後壁にかけて十分に剝離して，内側アプローチを終了する

9. 外側アプローチ

　具体的な操作を説明する前に，S状結腸と側腹壁との解剖学的関係に関して確認しておく。S状結腸間膜と側腹壁の壁側腹膜が癒合した面があり，癒合した面のもっとも外側を形成する線はS状結腸から下行結腸へと連続している。留意すべきことは，S状結腸においては，この「腸間膜と壁側腹膜との癒合」の腹側に，これとは別個にS状結腸と側腹壁の癒着があることである。すなわち，外側アプローチでまずはじめに剥離するS状結腸と側腹壁との「表面側」にある癒着は，後腹膜への入り口ではなく，後腹膜への剥離はそれよりも深い別の層である。古い解剖学書では，この表面の癒着が認められる部分をS状結腸のなかでもiliac colonとして区別する記載がみられる。

　外側アプローチの手始めは，このiliac colon部の表面の癒着を剥離することである（**図54**）。この部分の剥離操作は容易であり，思わず「やりやすい」ところから無造作に開始してしまいがちであるが，①より外側で癒着しているところから剥離する，および②尾側から頭側に向けて剥離する，という2つの原則に従って操作を行う。加えて，1カ所で深く剥離せず，広く，浅く剥離することも視野を良好に確保するうえで重要である。上述した「表層の癒着」は一重とは限らず，また，部位により階層数が異なることもある。もっとも背側にある腸間膜と壁側腹膜の癒合部に達するまで順次剥離を進めていく。

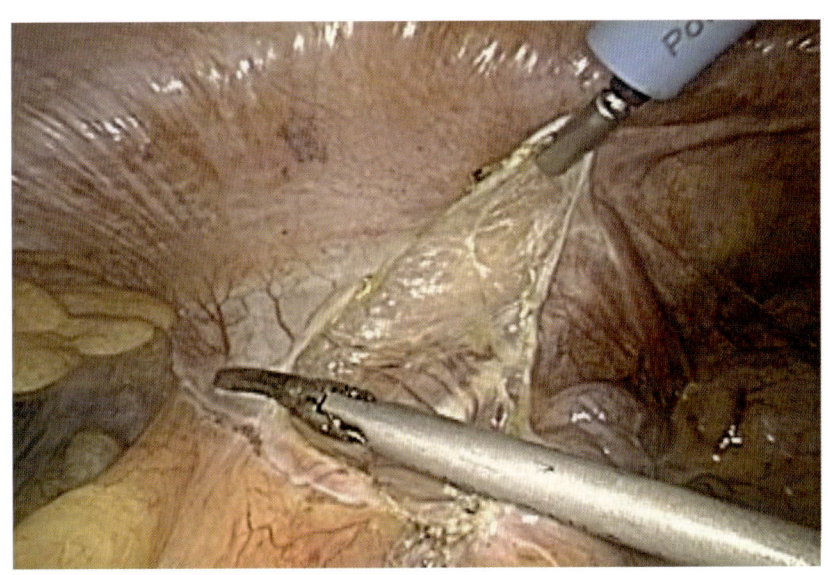

図54. 外側アプローチ
S状結腸間膜と腹壁との癒着を剝離する

剝離が進むと，先に暗紫色の面が見えてくる（図55a，b）。これが，腹膜を通して見える内側アプローチからの剝離面である。この暗紫色の面を貫通すると，内側からの剝離面と交通する（図56）。通常，左総腸骨動脈の数cm頭側で交通する。ここであけた「穴」を頭側，尾側に広げるが，その際，剝離が十分進んで，膜1枚となった部分のみを切開し，左尿管および左精巣（卵巣）動静脈が後腹膜側にあることを可及的速やかに確認する（図57）。

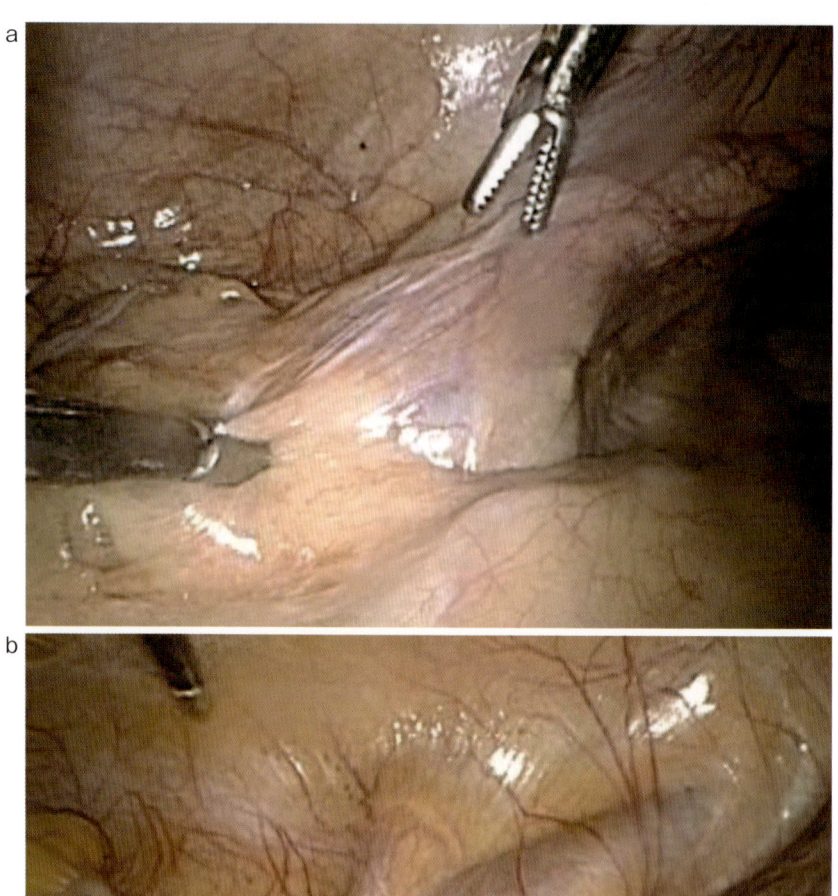

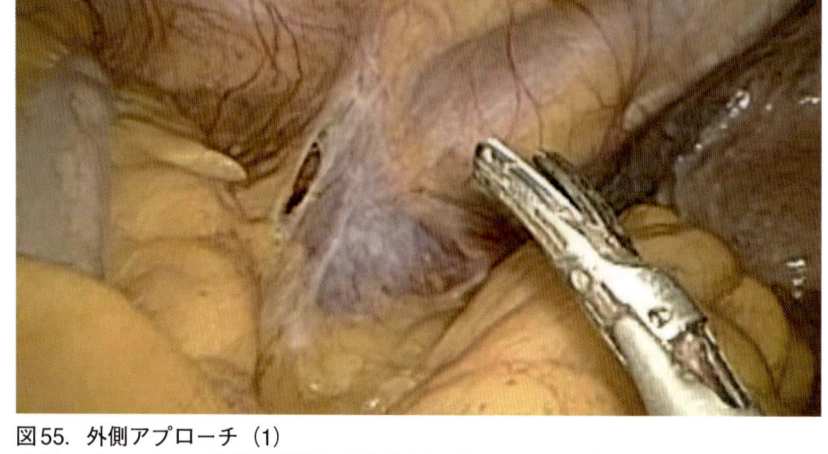

図55. 外側アプローチ（1）
内側アプローチでS状結腸間膜と後腹膜を剝離した部分が暗紫色に透見できる

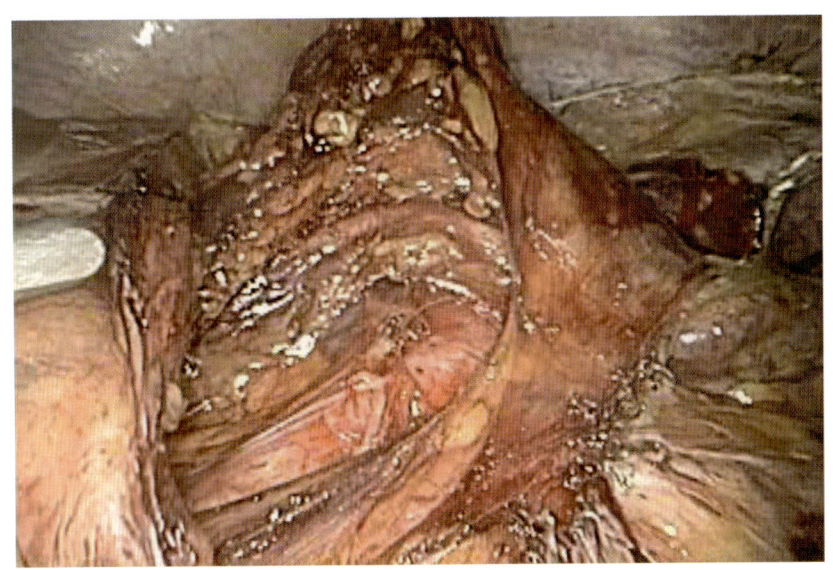

図56. 外側アプローチ（2）
暗紫色の部分を切開すると，内側アプローチからの剥離層と交通する

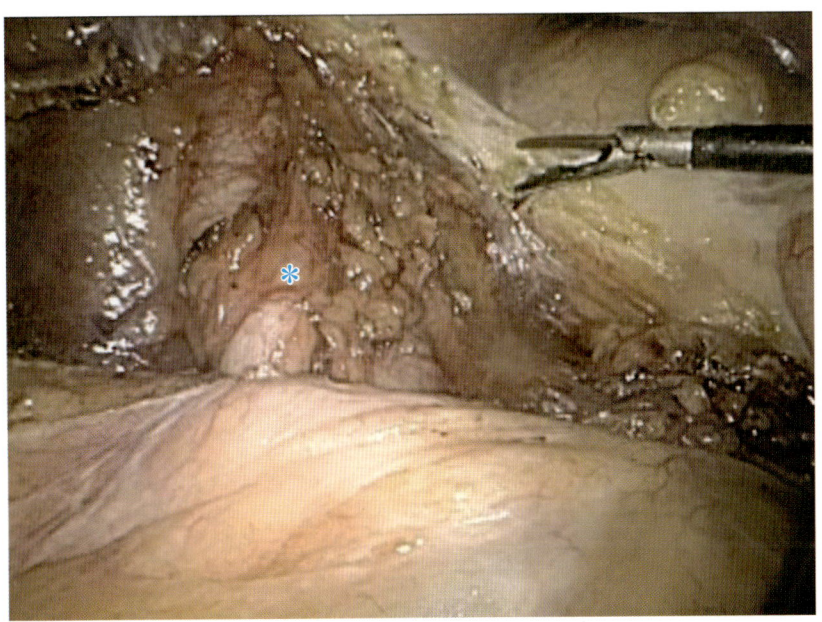

図57. 外側からの左尿管の確認
損傷を避けるため，外側からの剥離を進める際には左尿管（＊）を確認する

内側アプローチによる頭側の剝離は下腸間膜動脈根部の高さ付近まで進めてあるので，その高さに相応する位置まで，「穴」から頭側に向けて剝離を行う．腫瘍が下行結腸に近い位置にある場合にはさらに脾彎曲に向けて剝離が必要であるが，これに関しては後述する．

　一方，腸管遠位方向の内側アプローチもすでに行っているので，この穴から尾側方向を見るとすでに薄い組織が残っているのみである．尿管を確認し，尿管の内側で腹膜を切開すると直腸S状部までの授動が完了する（**図58**）．

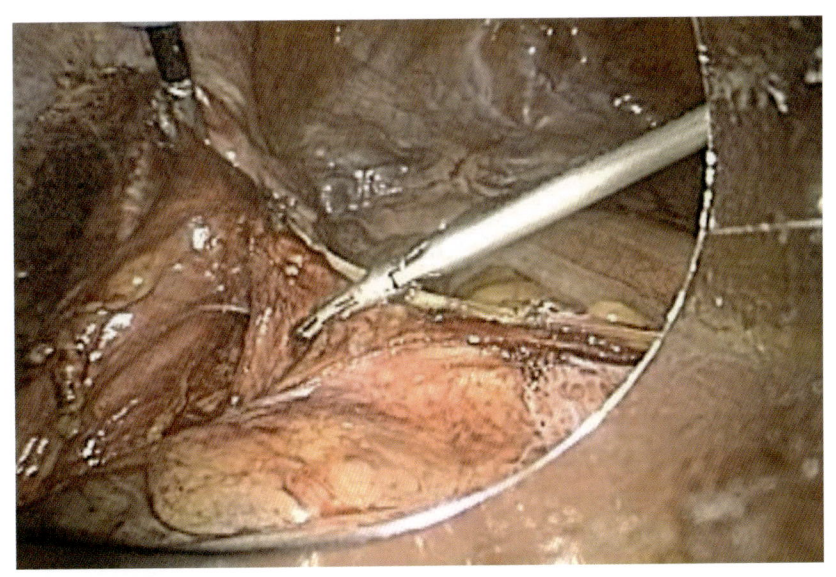

図58. 直腸間膜左葉切離終了
内側から直腸間膜の授動はすでに行われており，相応する高さまで直腸間膜左葉を切開すると直腸S状部までの授動は終了である

10. 直腸間膜の処理

　下腸間膜動脈ないし上直腸動脈を切離した場合，吻合後の遠位直腸の血流は内腸骨血管から供給される．腹膜反転部より15cm程度までであれば良好な血流が保たれること，残存直腸が長いほうが術後排便機能に及ぼす影響が少ないことから，S状結腸癌に対するS状結腸切除術では岬角付近で吻合を行うのが一般的である．

　腫瘍の位置を再確認して切離部位を最終決定する．腸管を，腹側，頭側，左側の方向に牽引し切離予定部位に十分な緊張がかかるようにする（図59）．腸管を牽引するためには把持が必要であるが，把持位置を変えることにより，術野の展開が劇的に変わることがあるので，良好な視野が得られない場合には，把持位置を工夫してみる．

　腸間膜の脂肪組織と腸管の漿膜との境目をよく見極め，その近傍で脂肪織を覆う腹膜を切開する．この切開部から剝離を進め，直腸S状部の筋層を露出する．筋層の露出が困難な場合もあるが，むやみに間口を広げず，腸間膜付着部近傍で腸管の筋層を露出させる．

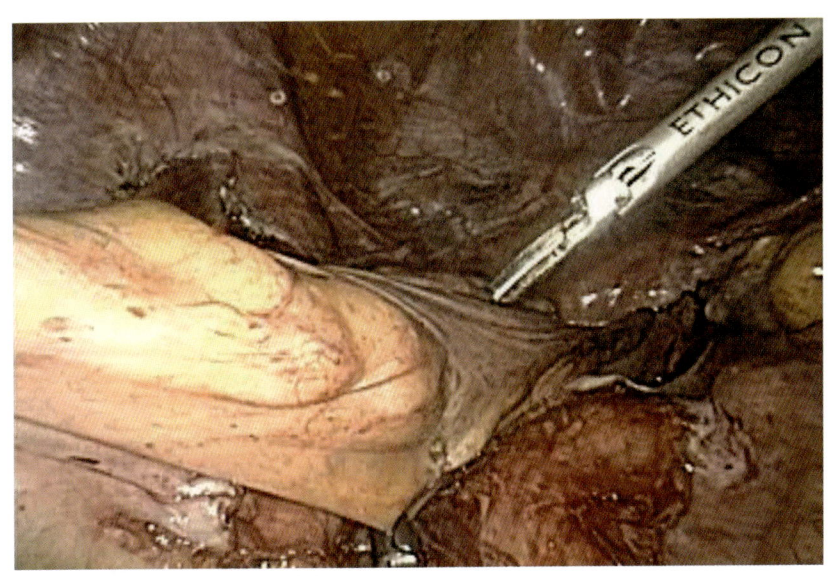

図59. 直腸間膜処理部位の決定
S状結腸切除の場合，吻合部は岬角近傍となる。腫瘍の位置を再確認し，十分なマージンがとれることを確認して，腸管切離部位＝直腸間膜処理部位を決定する。その際には腸管を牽引して十分な緊張をかけるようにする

いったん筋層が露出したら，筋層を露出する層での腸管壁に沿った剥離→その背側の直腸間膜脂肪の切離，という手順を直腸S状部左側に到達するまで繰り返す（**図60a，b**）。このとき，直腸間膜内に上直腸動静脈の末梢部分が含まれる。索状物として認識可能であるので，上直腸動静脈を切離する際には，超音波凝固切開装置で十分に凝固させる。クリップによる血管処理は通常必要ない。直腸S状部の筋層と直腸間膜との剥離が左側に達すると，直腸間膜左葉を走行する直動脈が確認される（**図61**）。ここまで進めば直腸S状部右側からのアプローチは十分であり，視野保持が困難であれば左側からのアプローチに移行してよい。視野が良好であれば，さらに右側から左側方向へのアプローチを続行する。

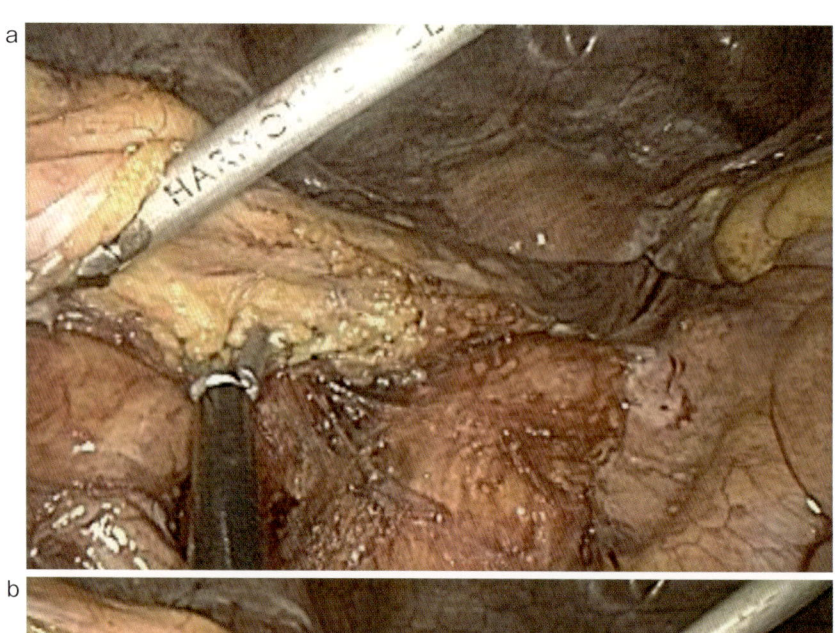

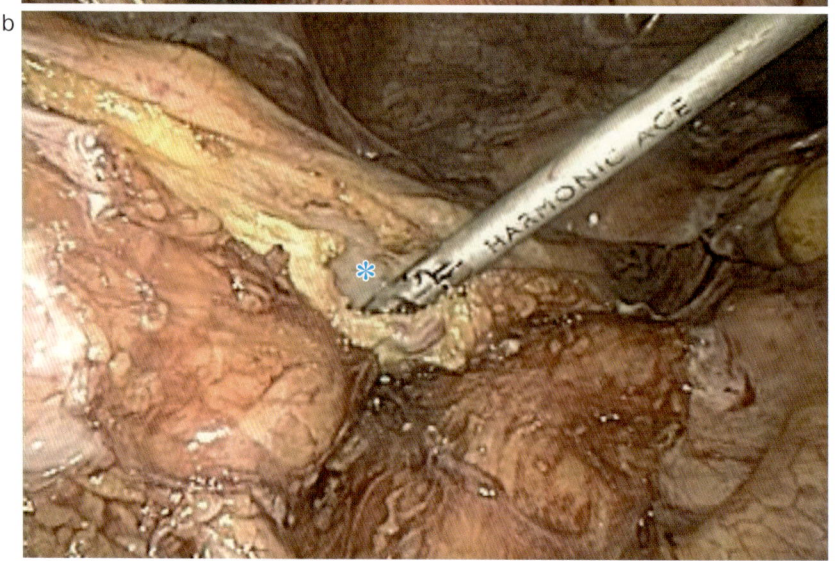

図60. 直腸間膜の処理
a：直腸間膜を切開し，直腸右側で筋層を露出する
b：いったん筋層（＊）が確認されたら，その深さを保ちつつ直腸間膜の処理を左側に向けて行う

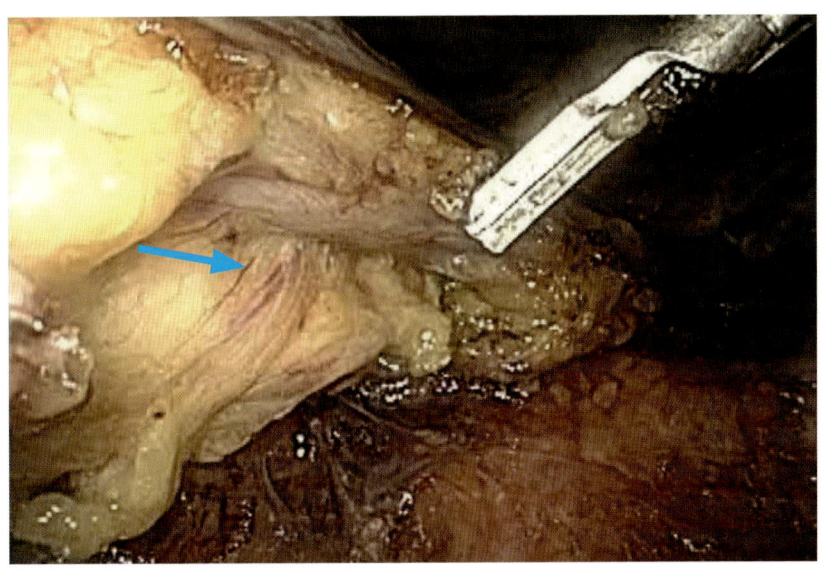

図61. 直腸間膜左側の直動脈の確認
直腸に左側から流入する直動脈（矢印）が見える。直腸間膜の処理が順調に進んでいることの確認になる

直腸S状部左側からのアプローチでは，S状結腸間膜左葉の切開部腹膜を把持して頭側，腹側，右側へ牽引する。これにより直腸S状部切離予定線が左側から確認できる。右側から処理したラインをそのまま連続させ，直腸間膜の処理を完成させる（**図62**）。

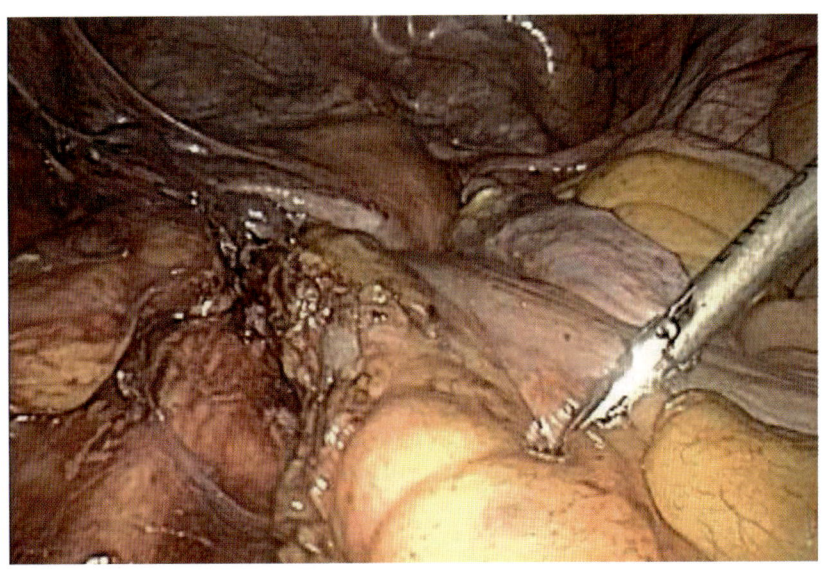

図62. 直腸間膜への左側からのアプローチ
腸管を右側に牽引し，直腸左側から間膜を処理する

11. 直腸S状部の切離

　腸管の切離の前に，肛門から逆行性に腸管内を洗浄する。そのためには洗浄液の近位腸管への逆流を防止するために内腔の遮断が必要であるが，筆者の施設では脱着可能な腸鉗子を用いている。腫瘍と切離予定線との間で腸鉗子により腸管を遮断し，肛門から2lのオスバン®液で洗浄している（**図63**）。

　洗浄後に腸管を切離するが，直腸間膜を右側から処理した際と同様の視野展開を行い，リニアステイプラーで直腸間膜処理を行った高さで腸管を挟む。いきなりステイプラーの閉鎖は行わず，前壁側と後壁側からステイプラーの高さを確認し，その後，直腸S状部左壁がステイプラーのナイフ到達範囲内に含まれていることを確認する。直腸S状部の腸管径は一般に太くないので，できるだけ1回のファイヤーで切離されるようにする。筆者の施設では，リニアステイプラーはEchelonを，カートリッジは青を用いている（**図64a～d**）。

　切離後，着脱式のクリップを外し，ラチェット付きの鉗子で切離線近傍の腸管を把持する。これで腹腔内の操作はいったん終了となるので，気腹を中断し，体位を水平に戻す。

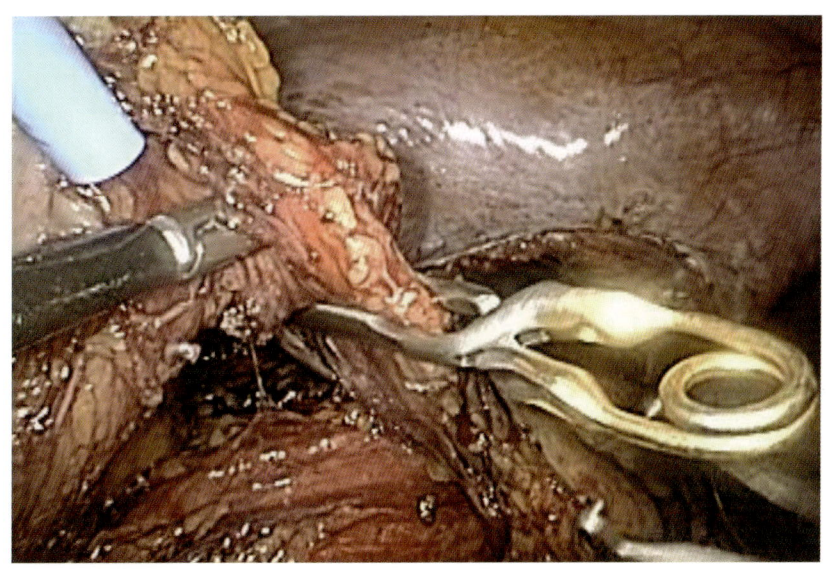

図63. 腸管洗浄
着脱式の鉗子を予定切離線の近位にかけて内腔を遮断した後に，経肛門的に腸管内を洗浄する

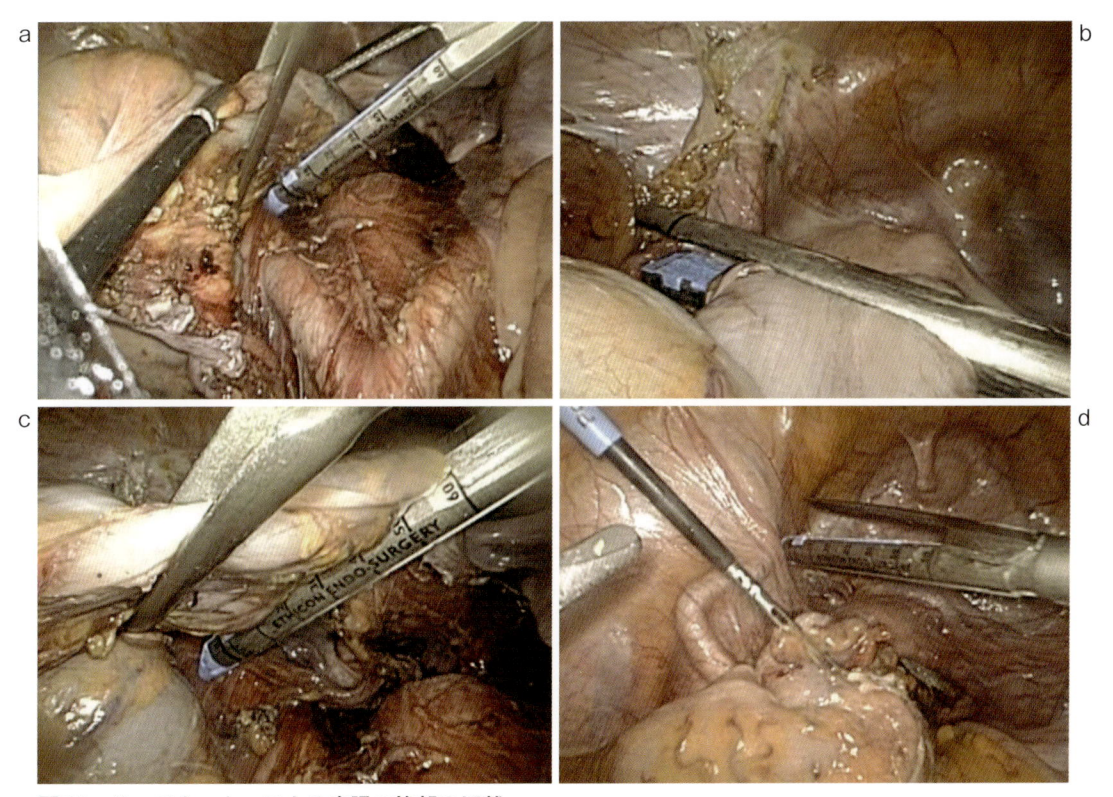

図64. リニアカッターによる直腸Ｓ状部の切離
a：腸間膜を処理した高さの腸管をリニアカッターで挟む
b：ナイフの先端のマークを確認し，1回で切離できるように腸管およびカッターの向きを調整する
c：切離前に，後壁側を確認して，必要であればカッターの位置を再調整する
d：リニアカッターによる腸管切離後の状態

12. 腹腔外操作

　臍部のトロッカーを抜去し，切開を延長する（**図65**）。延長する長さは腫瘍径や腸間膜脂肪の多寡により調整するが，4〜7cm程度となる。創感染および創への癌の播種を予防する目的で，延長した切開創の周りにドレープを装着する（**図66**）。切離線近傍の腸管をラチェット付き鉗子で把持しているので，鉗子を小切開部に誘導し，結腸断端を腹腔外から確保し，腹腔外に引き出す。

Ⅱ．手術の実際　75

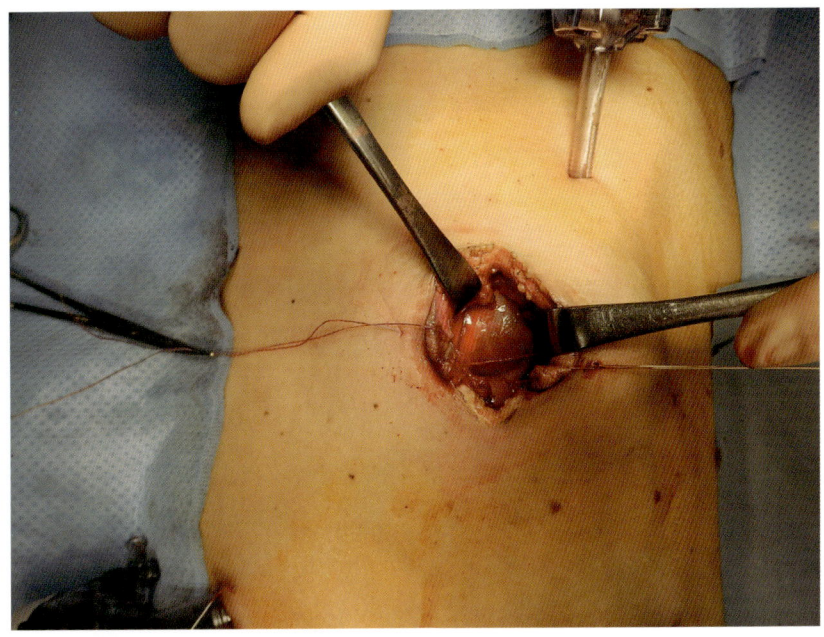

図65. 臍部の創の延長
臍部の切開を延長する。左右に延びているのは，「blunt tip」型トロッカーを固定するために用いた糸。腹腔外操作終了後にも再度トロッカー固定に利用する。閉腹の際の視野展開にも有用である

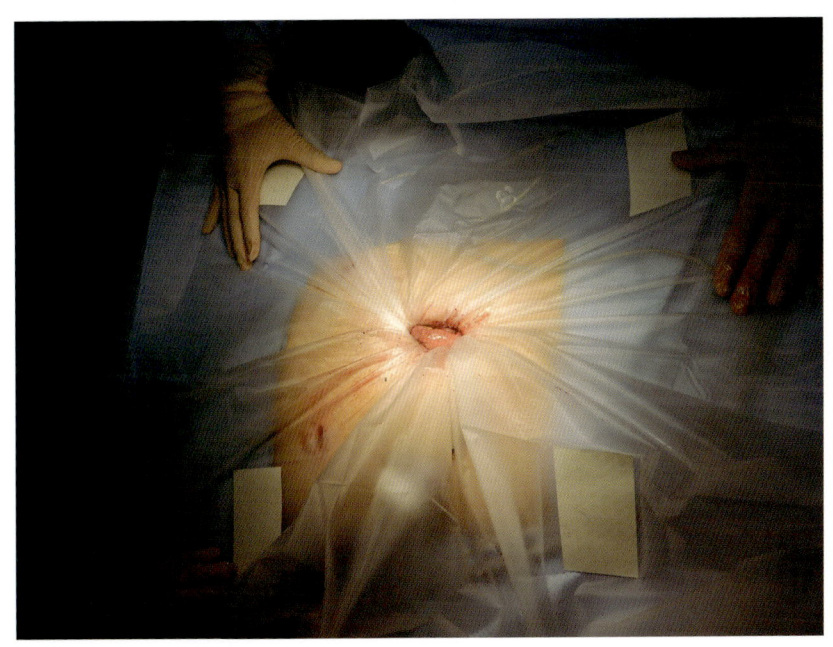

図66. ドレープの装着
創感染および創部への癌細胞の播種を予防するため，ドレープを装着する

捻らないようにして腸管および腸間膜を遠位から順に引き出し，腫瘍から10cm以上近位の腸管が腹腔外に出ていること，およびリンパ節郭清に伴う血管処理の断端（クリップ）が腹腔外に出ていることを確認する（図67）。腫瘍より最低10cm離して切離線を決定し，血管処理を行った頂点から切離線に向けて腸間膜の処理を行う。筆者の施設では，吻合に緊張がかからないように注意しつつ，腸管をなるべく切除するようにしている。辺縁動脈のみから血流が供給される結腸の長さをできるだけ短くするためである。

　腸間膜の処理の際，中枢方向血管切離の頂点から切離線まで直線的に腸間膜を処理するのではなく，切離線の血流を確保するように留意する。すなわち，まず辺縁動脈を処理する部位は切離線と同レベルかあるいはわずかに遠位となるようにすること，および辺縁動脈からの直動脈の走行をよく確認して腸間膜処理を行うこと，の2点に十分注意する。切離予定線への血流に不安がある場合，切離線を近位にずらし，再度腸間膜を処理する。

　巾着縫合器を用いて縫合をかけた後に腸管を切離して，標本を摘出する。摘出した標本は直ちに切開して，標的病変が切除範囲内に含まれていること，適正なマージンが確保されていることを確認する。とくに，触診で病変が確認されず，点墨を目印に切除位置を決めた場合にはこの確認は重要である。アンビルヘッドを腸管に縫着し，腹腔外操作は終了する（図68）。再気腹が必要なので，小切開部にトロッカーを挿入し，頭側および尾側から気密性が保たれるように腹壁を縫合する。

Ⅱ. 手術の実際　77

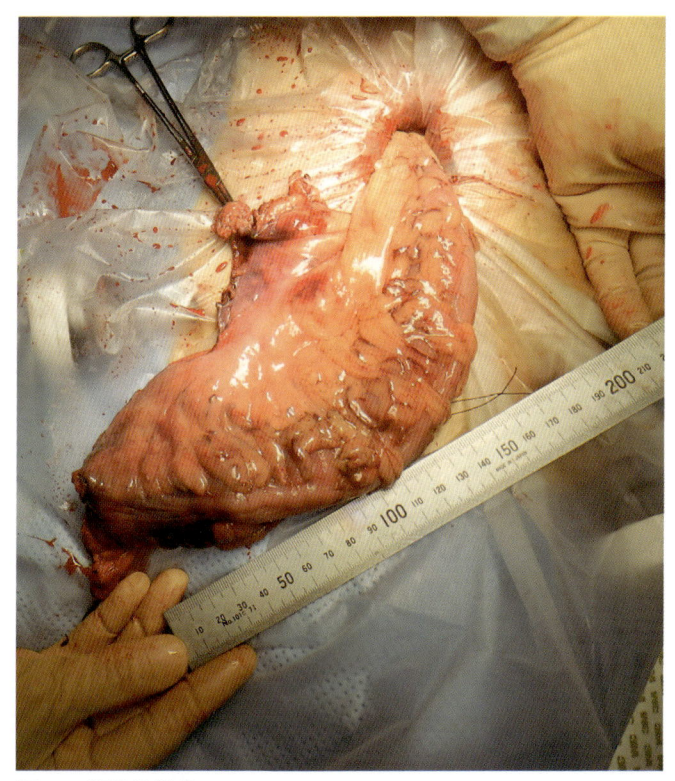

図67. 腹腔外操作
小切開部から遠位側を切離した結腸を引き出す。ペアンで把持しているのが，下腸間膜動脈根部で，この部分から腸管切離予定部位（近位側）に向けて腸間膜の処理を行う

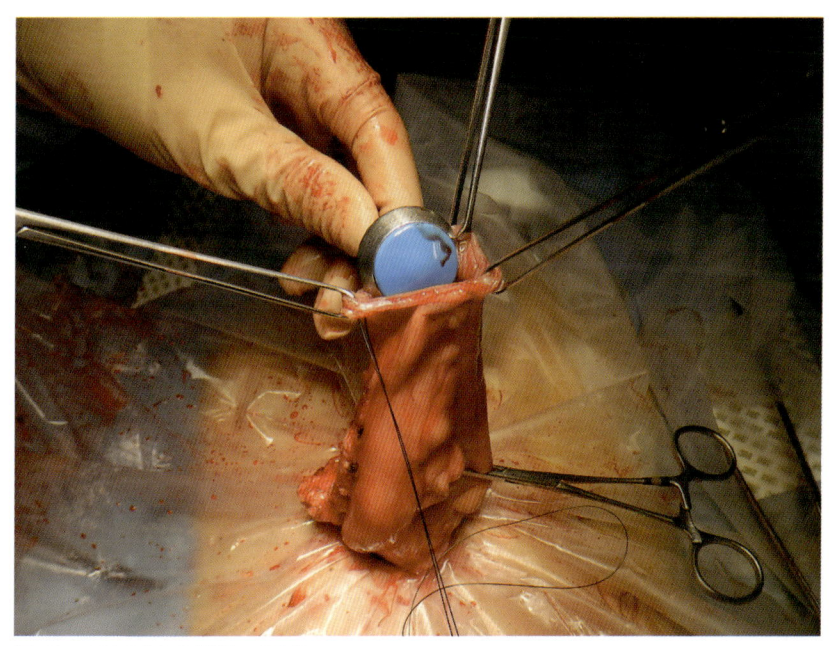

図68. アンビルの挿入・固定

13. 吻合（double stapling法）

　閉創が終了したら，再度気腹を行い，頭低位とする。この時点で再び小腸が骨盤内に落ち込んでいることが多いので，手術のはじめに行ったようにこれらの小腸を排除する（**図69**）。この操作により直腸S状部切離線が確認できる（**図70**）。次いでサーキュラーステイプラーを肛門から挿入する。当科ではJohson & Johnson社のCDH29mmを使用している。直腸S状部での吻合なので，吻合部までは15cm程度の距離があるため，慎重にステイプラーを進める。方向の調整のためには，縫合器を操作する医師が直接モニターも見えるようにするとよい。

Ⅱ．手術の実際　　79

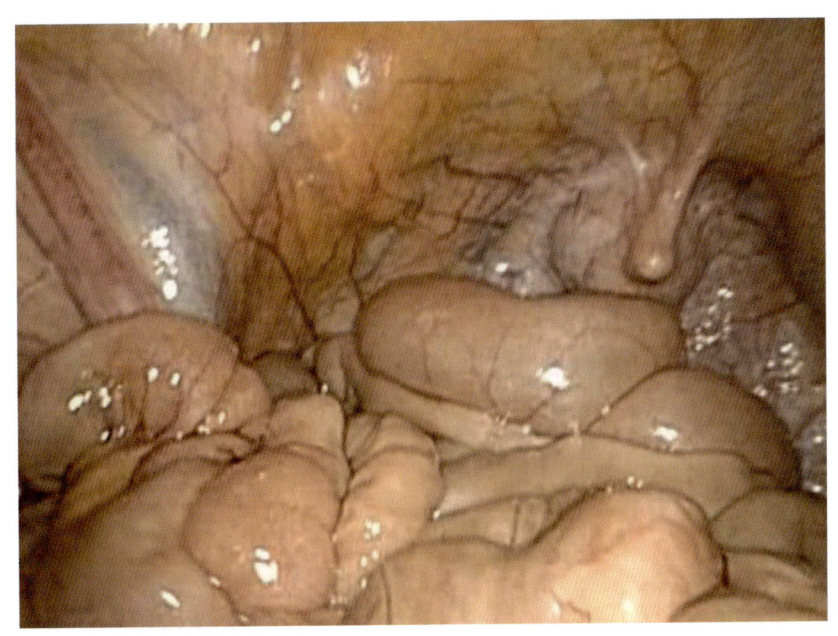

図69．再気腹した際の骨盤内
小腸が骨盤内に落下しているので，手術の最初の手順と同様にこれを排除する

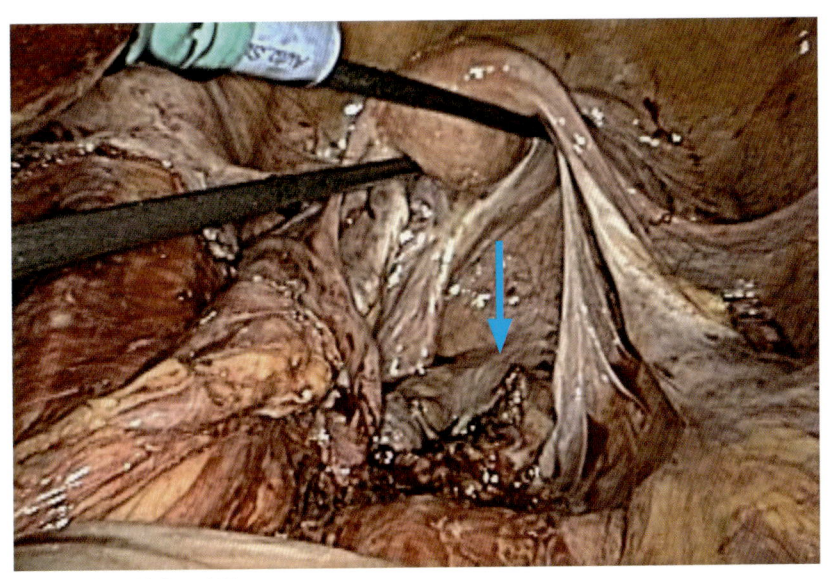

図70．直腸断端の確認
骨盤内から小腸を排除し，直腸断端（矢印）を確認する

直腸S状部切離線近傍にステイプラーの先端が近づくと，腸管内にあるステイプラー先端の円形の形状が確認できる（図71）。直腸S状部切離線がこの円形の形状の中心近くを通るようにサーキュラーステイプラーの位置を調整する。その際には，鉗子でステイプルラインを愛護的に把持し，数cmサーキュラーステイプラーを引き抜いて方向を調整するとよい。

　続いてセンターロッドを出していく。腸管内のセンターロッドの位置は，腸管の突っぱりとして認識できるが，この位置がステイプルラインの近傍になるように調整する（図72）。センターロッドを左右どちらかに偏らせることで，いわゆるdog earの形成を2カ所ではなく1カ所にすることも可能であるが，当科では中心近傍に出すようにしている。

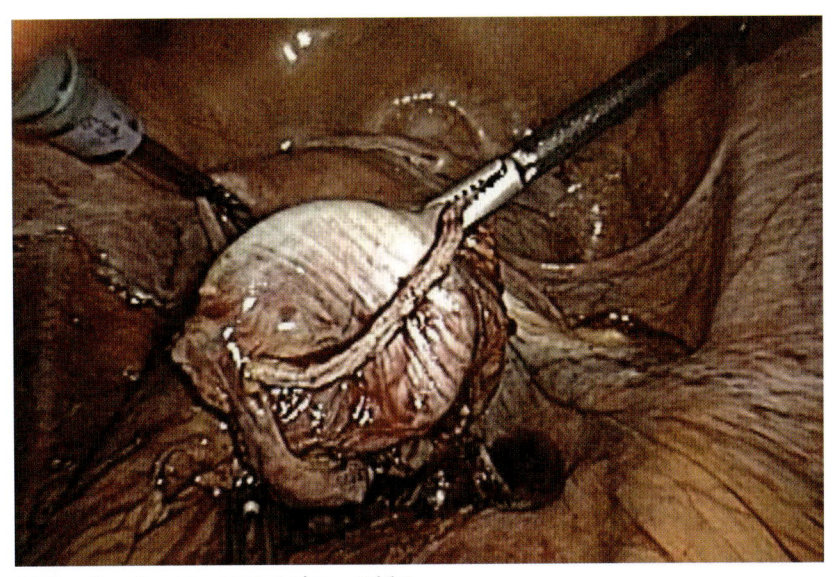

図71. サーキュラーステイプラーの挿入
愛護的にサーキュラーステイプラーを進める。断端近くまでサーキュラーステイプラーが進むと,ステイプラーの円形の輪郭が確認できる

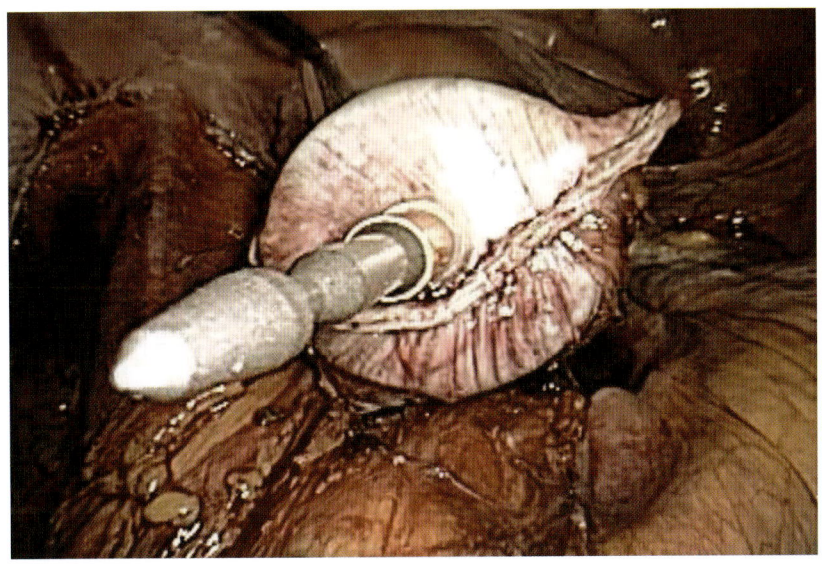

図72. センターロッド貫通
リニアカッターの切離線近傍でセンターロッドを貫通させる

センターロッドは回転が止まるまで先端を出し，この際，根本のオレンジ色の部分が腸管から出ていることを確認する。次いで近位腸管に縫着したアンビルを把持する。この際，アンビル把持用の鉗子を用いる。アンビルには羽様の構造があり，その部分を把持してしまうと，センターロッドと合体できない。先端部分を把持するようにする。アンビルとセンターロッドを合体させるときには，サーキュラーステイプラーの方向を調整してアライメントを合わせる（図73）。

サーキュラーステイプラーとアンビルを合体させた後，腸間膜の捻れを確認する（図74a，b）。腸間膜の欠損部は中枢方向の血管処理部から始まっているので，同部分から腸間膜切離部を順にたどるようにして吻合部まで腸間膜の捻れがないことを確認する。もし捻れがあれば腸管を回転させて，捻れを解消する。筆者の施設では，腸間膜の閉鎖は行っていない。これは，開腹手術の場合も同様である。

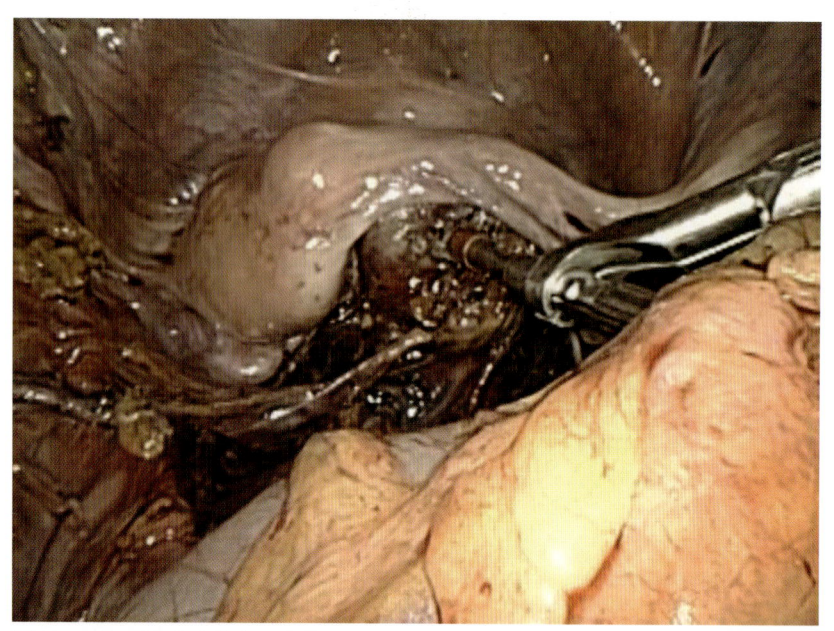

図73．アンビルと本体との合体
アンビルとリニアカッター本体を合体させる。直腸S状部での吻合の場合，写真のようにやや右側からアプローチすると良好な視野が得られる

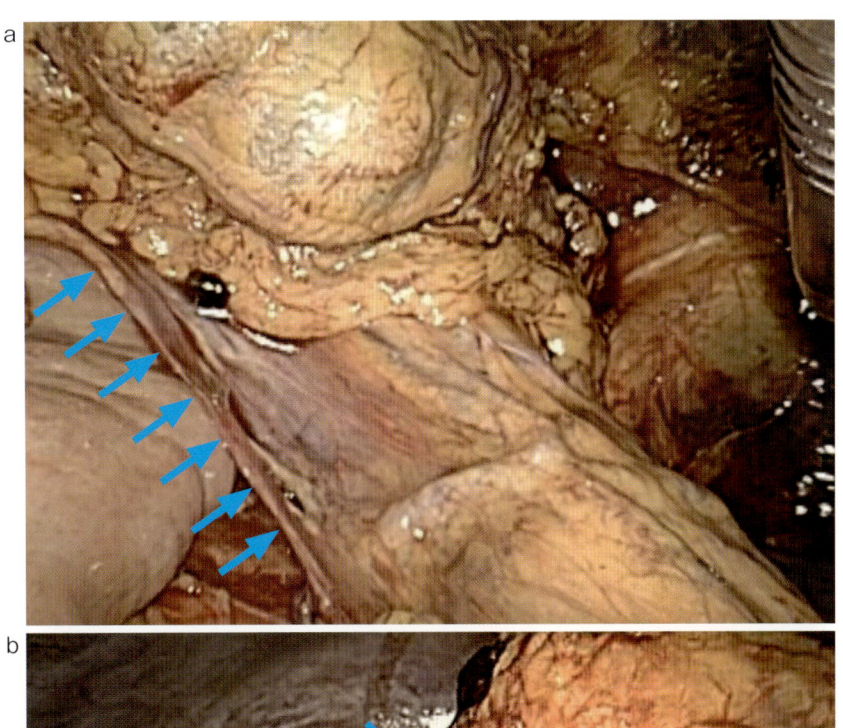

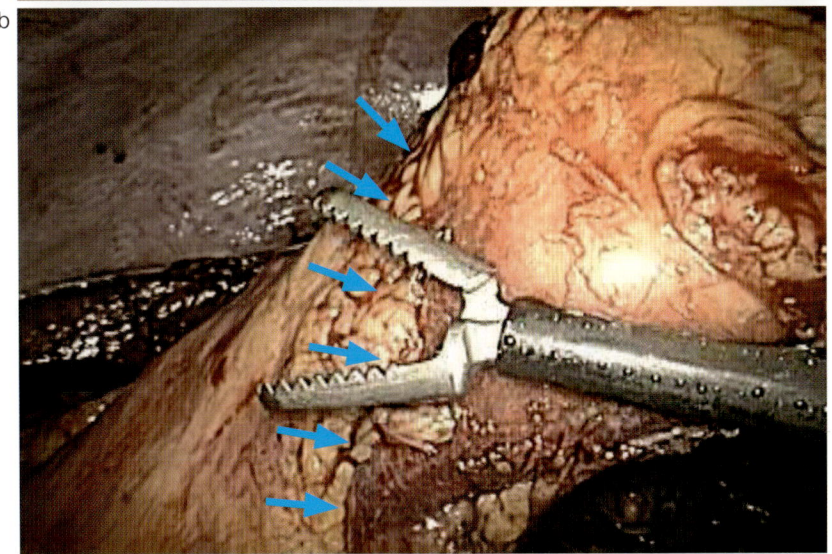

図74. 腸間膜の捻れの確認
a：この写真では，腸間膜切離線が直線で，捻れていないことが確認できる（矢印）
b：腸間膜切離線が腸管に巻き付くようになっており（矢印），腸間膜に捻れがあることが確認できる。ステイプラーをファイヤーする前に捻れを解消する

腸間膜の捻れがないことを確認したら，サーキュラーステイプラーを閉じていく．閉じていくに従い，目盛りが現れるが，目安として3/4程度まで締めるようにしている．安全装置を外してファイヤーし，そのまま15〜30秒程度待つ．その後3/4回転ほど締めを解除して，慎重にサーキュラーステイプラーを肛門から抜去する（**図75**）．

　直ちに吻合リングを確認する．近位，遠位とも全周，全層がとられていればステイプラーは問題なく作動したと考えてよい．さらに，遠位のリングには直腸S状部を切離したリニアカッターのステイプルが一部切り取られていることを確認する．リングの確認後，肛門から膀胱留置用のバルーンカテーテルを挿入し，空気を入れる用意をする．一方，腹腔内では吻合部の近位腸管を鉗子で遮断し，送水の準備をする．カテーテルから空気を腸管内に入れ，腸管が膨らんだことを確認したら，送水して吻合部を水没させる．吻合部から泡が出てこないことを確認する（**図76**）．

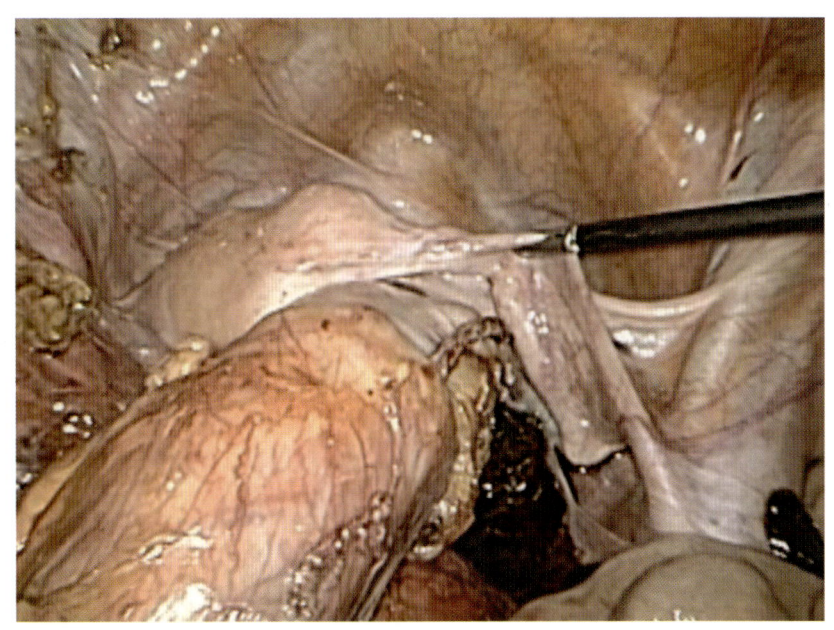

図75. double stapling法による吻合後
吻合後の状態。目視で吻合部の異常を確認する

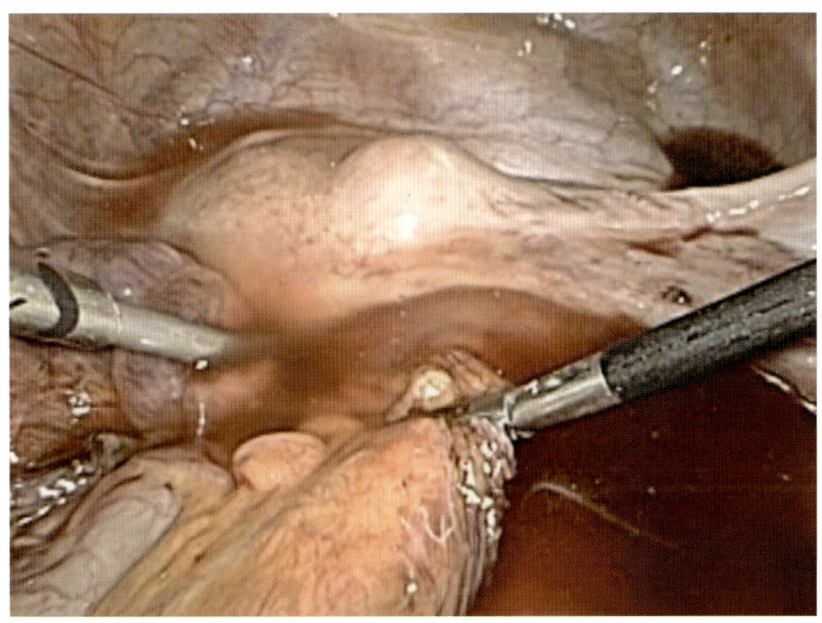

図76. リークテスト
吻合部近位を鉗子で遮断して肛門から空気を注入する。同時に腹腔内に温生理食塩水を入れ，吻合部を水没させる

14. ドレーン挿入・閉創

　現在，腹腔鏡下S状結腸切除後には原則ドレーンを挿入していないが，挿入する場合には，右下腹部のトロッカー挿入部を用いる。左右いずれかの下腹部のトロッカーを通してドレーンを挿入し，他のトロッカーから鉗子を入れてドレーンを吻合部近傍へ誘導する（図77）。その後ドレーンの位置が変わらないように注意しながらトロッカーを抜去する。その際，腹腔内から抜去部を観察して出血がないことを確認する。次いで，左上腹部および左下腹部のトロッカーも抜去するが，その際，同様に出血がないことを確認する。最後に臍部の「blunt tip」型トロッカーを抜去し，1ないし2針追加して閉腹する。以上で手術操作は終了である。

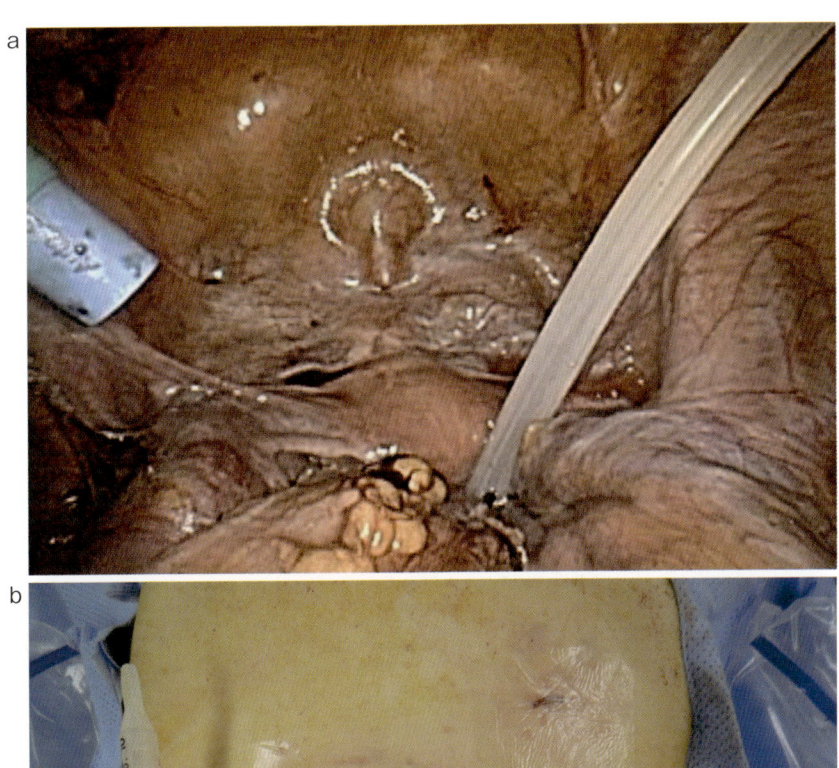

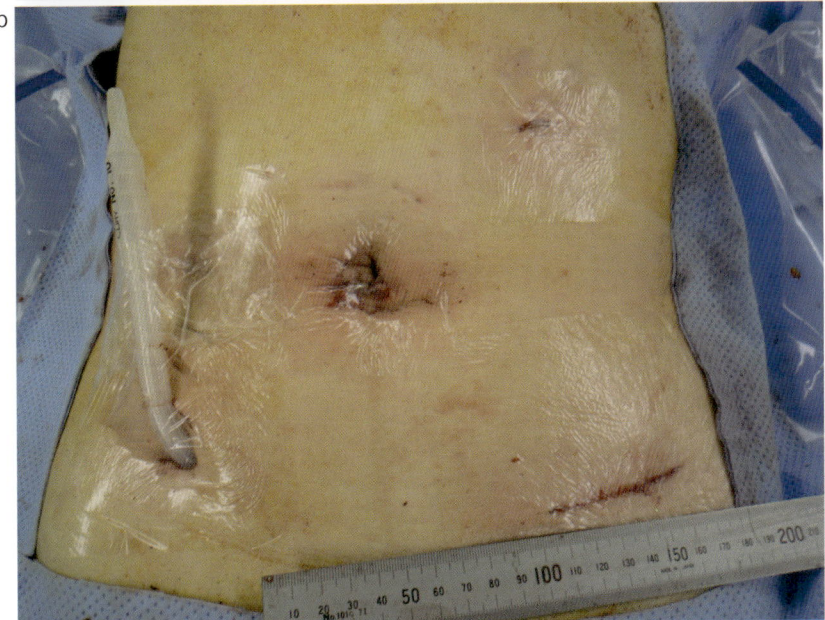

図77. ドレーン挿入
a：右下腹部の創から吻合部近傍に向けてドレーンを誘導する
b：手術終了時

15. バリエーション：脾彎曲部の授動

　腫瘍がS状結腸の近位に存在する場合には，吻合部に張力がかからないようにするため，より広範囲の腸管の授動が必要な場合がある．ここでは，脾彎曲授動の手順を説明する．

　脾彎曲方向への授動は，下腸間膜系の血管処理の後に始める．内側アプローチで下腸間膜系の血管（下腸間膜動脈，下腸間膜静脈，左結腸動脈）を処理した後，その高さまでの後腹膜の剥離を外側まで十分行う．左尿管，左精巣（卵巣）動静脈を後腹膜側に落とし，S状結腸間膜と後腹膜の剥離を腸腰筋が見える部位まで剥離する．

　下行結腸を外側から授動する前に，ここから頭側に剥離を進める（図78）．上述した剥離が適切に行われていれば，剥離層を誤ることはない．問題は，操作が頭側に向かうにつれて視野の確保がしだいに困難になってくることである．腎を被覆するGerotaの筋膜の腹側に入ること，および膵の前面に入ることに留意する．内側アプローチからの剥離範囲は膵が確認できれば十分であるが，視野が確保できず膵の高さまで剥離ができない場合もある．その場合は可及的に剥離を行い，外側アプローチに移行する．

　外側アプローチの開始は脾彎曲部授動を行わない場合と同様である．S状結腸の授動を外側から行い，内側からの剥離層と交通させる．その後，S状結腸から下行結腸にかけての授動を外側から行う（図79）．内側アプローチによる剥離が十分行われていれば，外側からの剥離は膜1枚を切るだけである．脾彎曲部に近づくにつれ，視野の確保が困難となるので，体位を頭低位から頭高位に変更する．脾と結腸との位置関係，癒着の程度には個人差が多いが，この時点では基本的に外側からのアプローチを可及的に行う．頭側では大網が下行結腸にも癒着していることがあるので，これらの癒着を剥離してから下行結腸を後腹膜から剥離する．この外側からのアプローチを視野が確保される限り進めた後は，横行結腸側からのアプローチを行う．

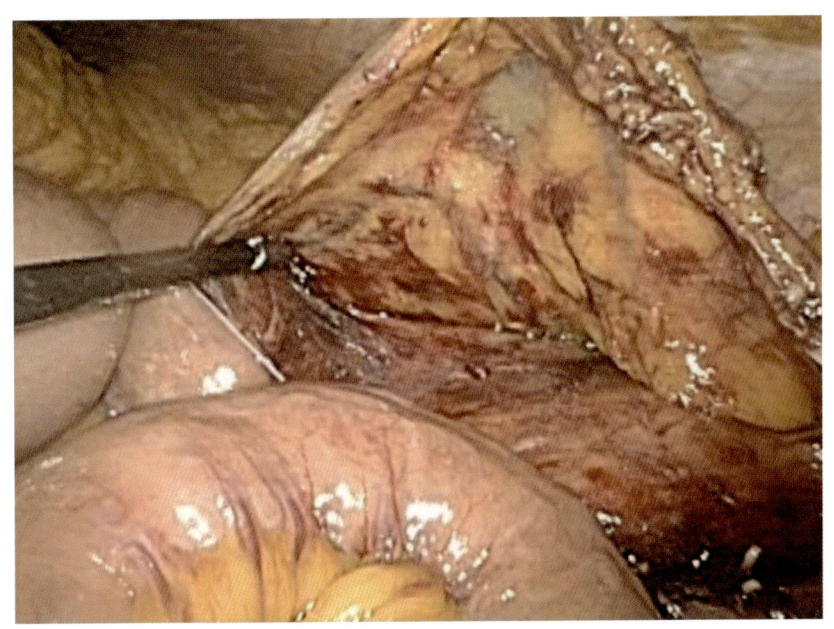

図78. 内側アプローチの延長
下腸間膜動静脈，左結腸動脈を処理した後に内側アプローチを頭側に向けて行う

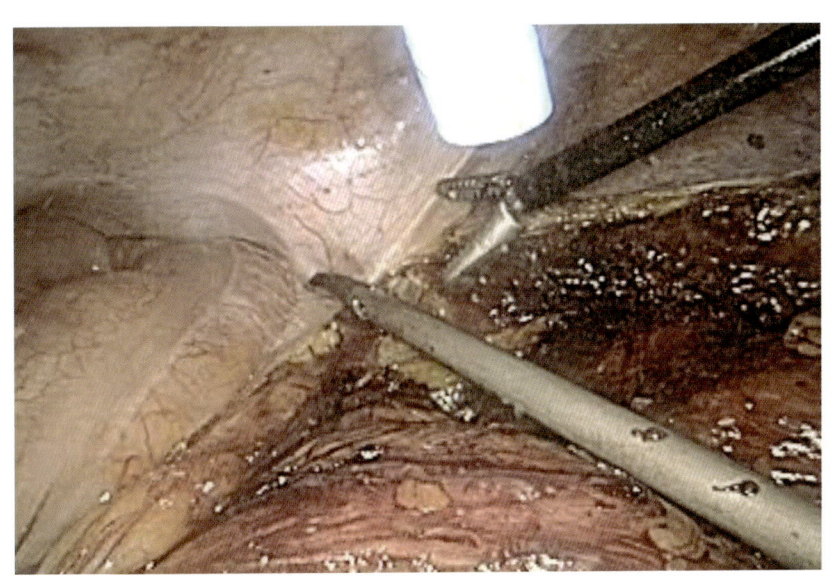

図79. 外側アプローチの延長
外側からのアプローチを進め，脾彎曲方向へ向かって下行結腸を授動する

胃の前壁を確認し，その尾側，ほぼ腹部正中で胃結腸間膜を切開して，網囊に入る（図80）。横行結腸のすぐ頭側で脾に向かい大網を切離していく（図81a，b）。胃結腸間膜を切離することでその尾側の横行結腸が直視できるようになるが，さらに脾に近づくと，先ほど外側から剝離した部位が確認できる。その部分が結腸脾彎曲部の頂点近傍に相当するので，同部を剝離して脾彎曲部の授動は終了する（図82）。

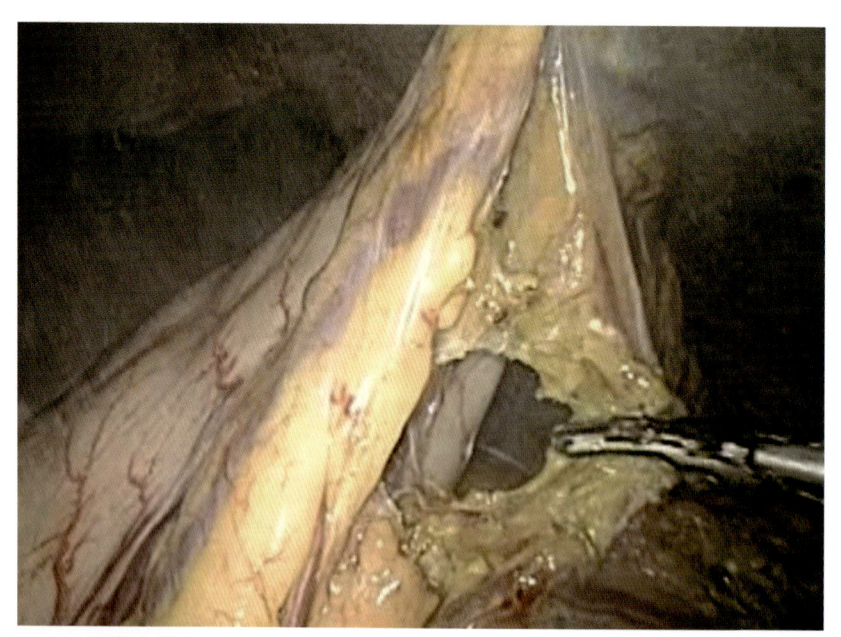

図80．網囊の開放
胃と横行結腸の位置を確認し，正中やや左側で胃結腸間膜を切開することで網囊が開放される

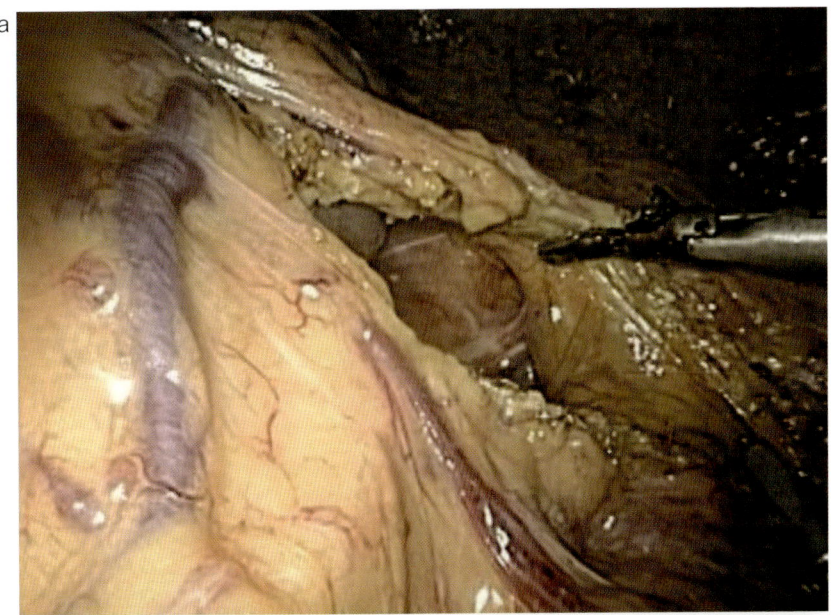

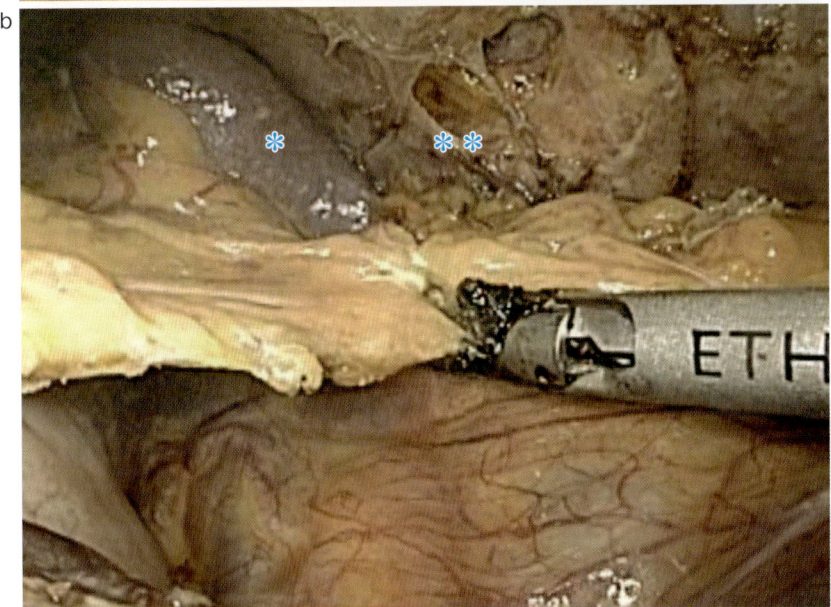

図81. 横行結腸側からの脾彎曲部へのアプローチ
a：胃と横行結腸を損傷しないように留意しつつ，大網の切開を脾彎曲部方向に向けて広げる
b：さらに大網の切開を進めると，脾臓が確認できる（＊）。その尾側には外側アプローチで剝離を行った層がみえる（＊＊）。そこが脾彎曲授動のゴールである

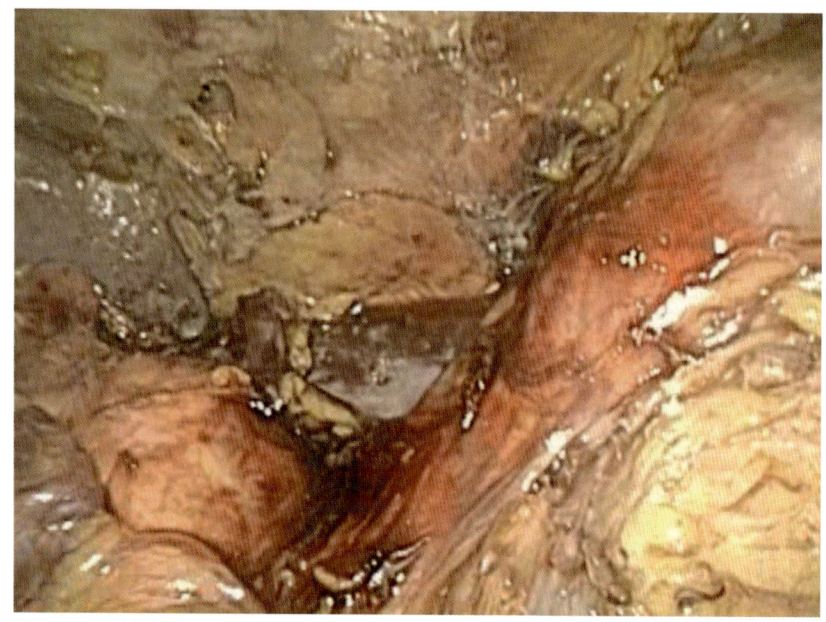

図82. 脾彎曲授動の終了

16. バリエーション：3ポートでの手術

　近年，腹腔鏡下手術をさらに低侵襲に行うため，ポートの数を減らした手術が行われている（reduced-port surgery）。1つの考え方は，1カ所のポートから複数の鉗子を挿入することで皮膚切開創の数を減らそうとするもので，その究極は1カ所のポートから腹腔鏡と2本の鉗子を入れて手術を行うsingle incision laparoscopic surgery（SILS）である。SILSは今後結腸の手術の標準的術式の1つとなる可能性が高いと考えられる。

　当科では，現在定型的なS状結腸切除術および高位前方切除術では3ポートで手術を開始し，必要に応じてトロッカーを挿入する術式を採用しているが，ほとんどの場合，トロッカーの追加は必要なく，3ポートで手術が完遂できている。

　3ポートで手術を行う場合のポートの位置は，①臍部（blunt tip），②右下腹部（12mm），③左上腹部（5mm）で，①から腹腔鏡を挿入し，患者の右側に立った術者が②および③のトロッカーを用いる（図83）。体位，手術操作は4ポートで行う場合と同一である。手術の基本はトラクション／カウンタートラクションにより適度な張力をかけた部分を切離することであるが，術者が左手でトラクションをかけ，カウンタートラクションは臓器間にもともと存在する癒着，結合を利用する（図84a，b）。

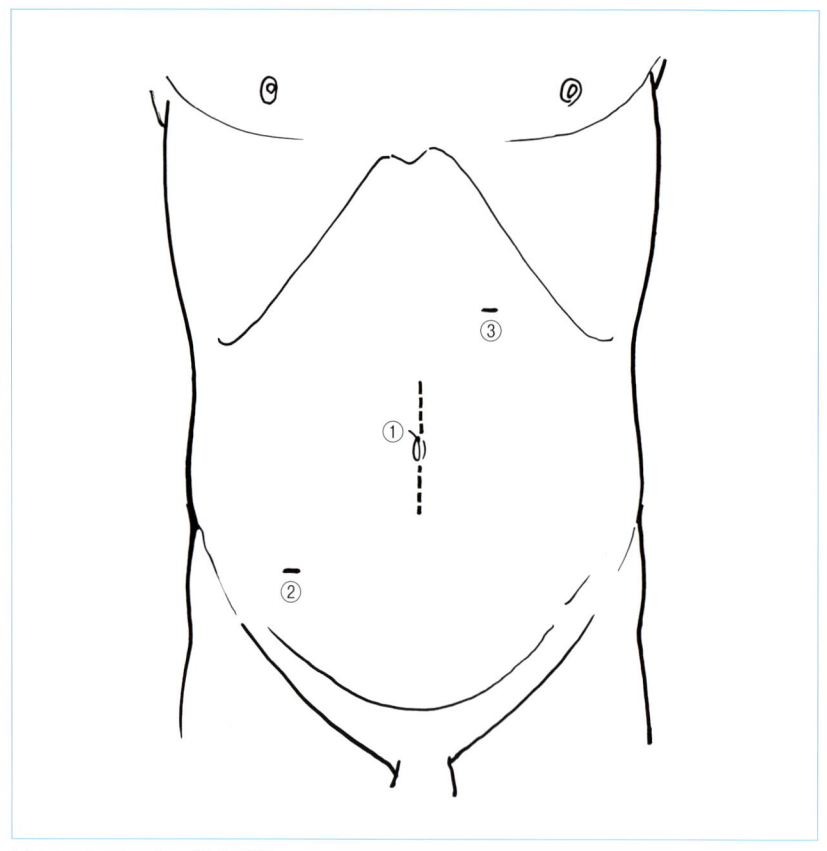

図83. トロッカー挿入部位
①臍部：blunt tip
②右下腹部：12mm
③左上腹部：5mm
標本摘出の際には，臍部の創を延長する

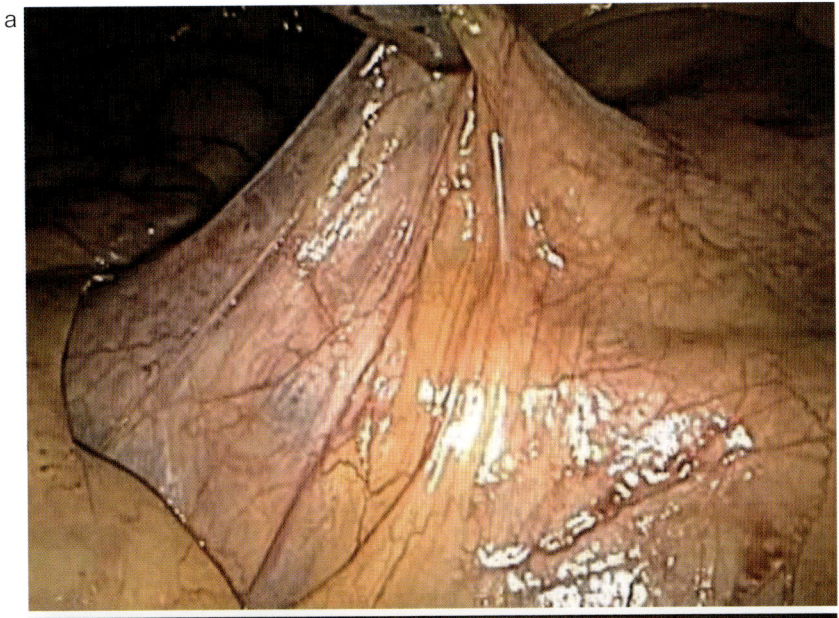

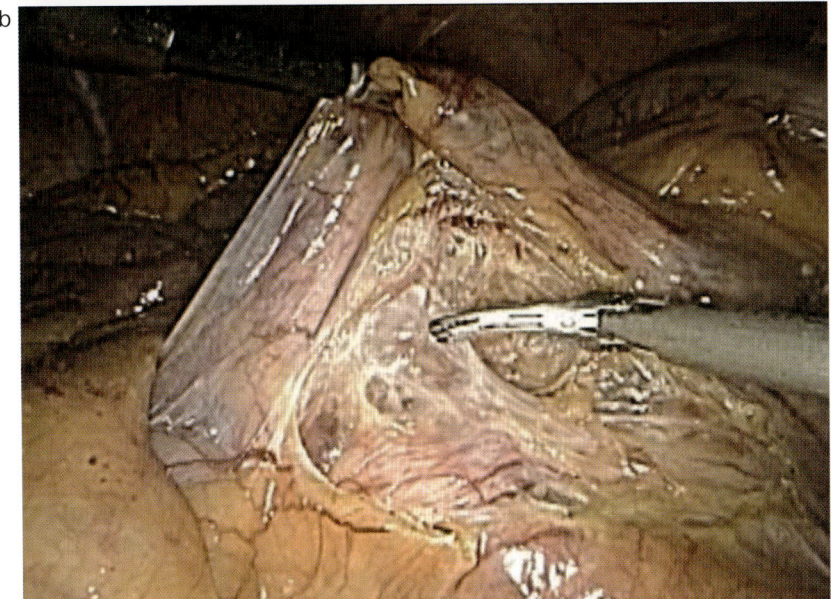

図84. 内側アプローチ
a：3ポートでの手術では術者の左手でトラクションをかける
b：トラクションをかける鉗子が1本であるため4ポートの際と比較すると術野の展開がやや困難であるが，適切な位置を把持して適切な方向に牽引することで手術操作は十分可能である

下腸間膜動脈の処理の際には，左手鉗子で動脈を把持して腹側に引き上げ，右手鉗子で血管処理を行う必要がある（図85）。また，外側アプローチ（図86）では，左手のみでトラクションをかけるので，1カ所で授動を進めすぎてしまうと，他の部位でのトラクションがかけにくくなるので注意が必要である。また，直腸間膜の処理の際（図87）も，左手鉗子で腸間膜を把持して腸管にトラクションをかけるので，腸間膜処理を右手1本で行わなくてはならない。

　しかし，通常の腹腔鏡下S状結腸切除術に習熟していれば，3ポート手術への移行は比較的スムースである。4ポートと比較して5mmの切開が1つ減少するだけなので，疼痛，手術侵襲，術後在院期間などに有意差があるかどうかは疑問であるが，カメラマンのほかに術者1名のみで手術が遂行可能なので，マンパワーの面で大変有利である。

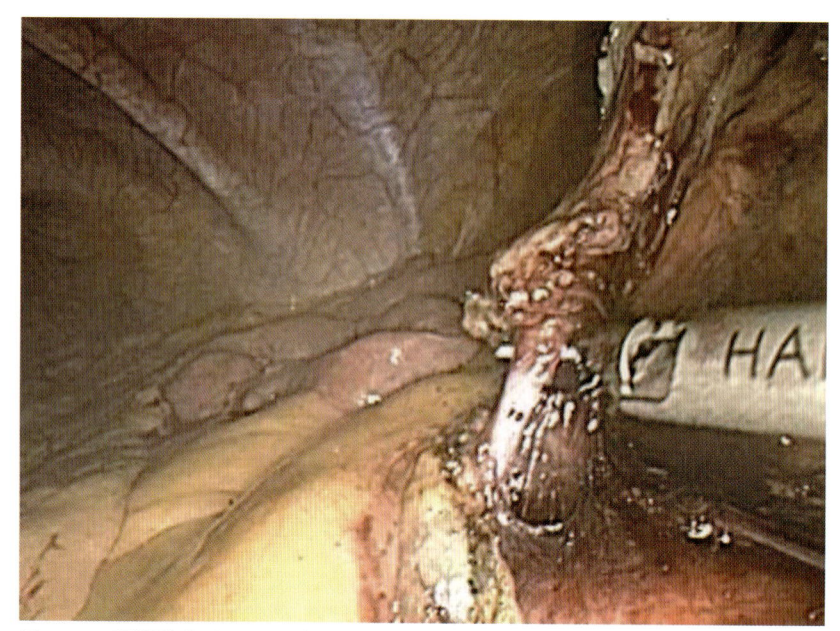

図85. 下腸間膜動脈の処理（D3郭清）
左手で下腸間膜動脈の末梢側を含む脂肪組織を把持して，腹側に引き上げるようにして視野を確保する

Ⅱ．手術の実際　97

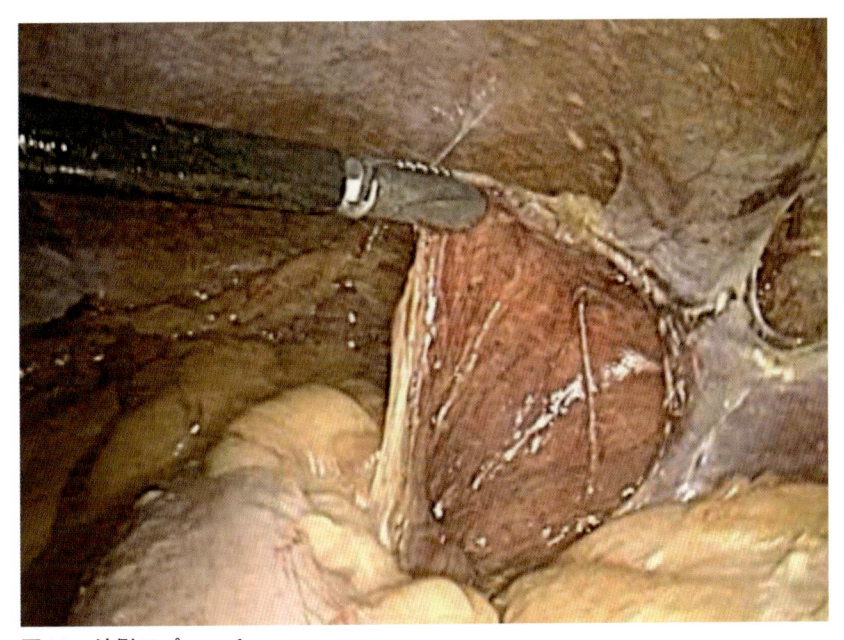

図86．外側アプローチ
外側アプローチでは，左手の使い方が重要となる。S状結腸側を把持したほうが良好なトラクションが得られる場合と，この写真のように腹壁側を把持したほうがよい場合があり，適宜工夫して術野を作る

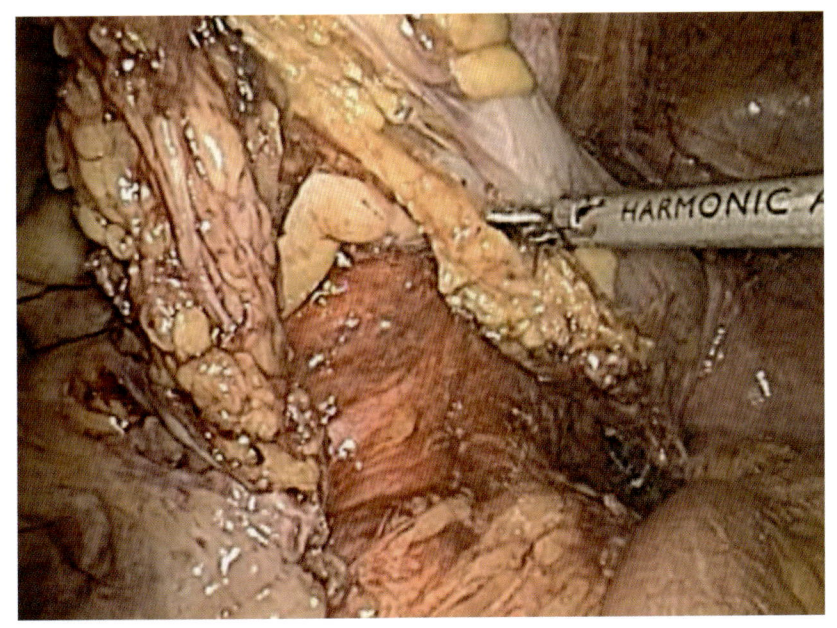

図87．術中写真；腸間膜処理
左手で腸管を頭側，腹側に牽引して直腸間膜にトラクションをかけて視野を作る

Ⅲ. トラブルシューティング

III. トラブルシューティング

1. 既往手術例への第1トロッカー（図88）

「手術の実際」の項で述べたように，筆者の施設では，第1トロッカーを臍部から挿入している。臍部の腹壁をコッヘル鉗子で持ち上げ，腹腔内臓器との距離を確保しておき，腹膜切開自体はブラインドで行っている。この方法でこれまで腹腔内臓器の損傷を経験したことはない。

一方，既往手術例では腹腔内臓器の腹壁への癒着の可能性があり，腹壁を挙上しても必ずしも損傷を予防できない。既往切開は正中切開が多いが，婦人科などの手術で下腹部に切開が限局している場合には，臍部に第1トロッカーを挿入する。その際には，盲目的操作で開腹せず，多少皮膚切開は大きくなるが，open laparoscopy法（直視下の開腹）を行う。

臍部でopen laparoscopy法を試み，直下に癒着が認められる場合には同部からのアプローチはいったん中断して，他の部位に第1トロッカーを挿入する。

臍部を通る正中切開が行われている場合には，創から離れた部位に第1トロッカーを挿入する。腹腔鏡下S状結腸切除術では，右下腹部に12mmのトロッカーを用いるので，この部位に第1トロッカーをopen laparoscopy法で挿入する。

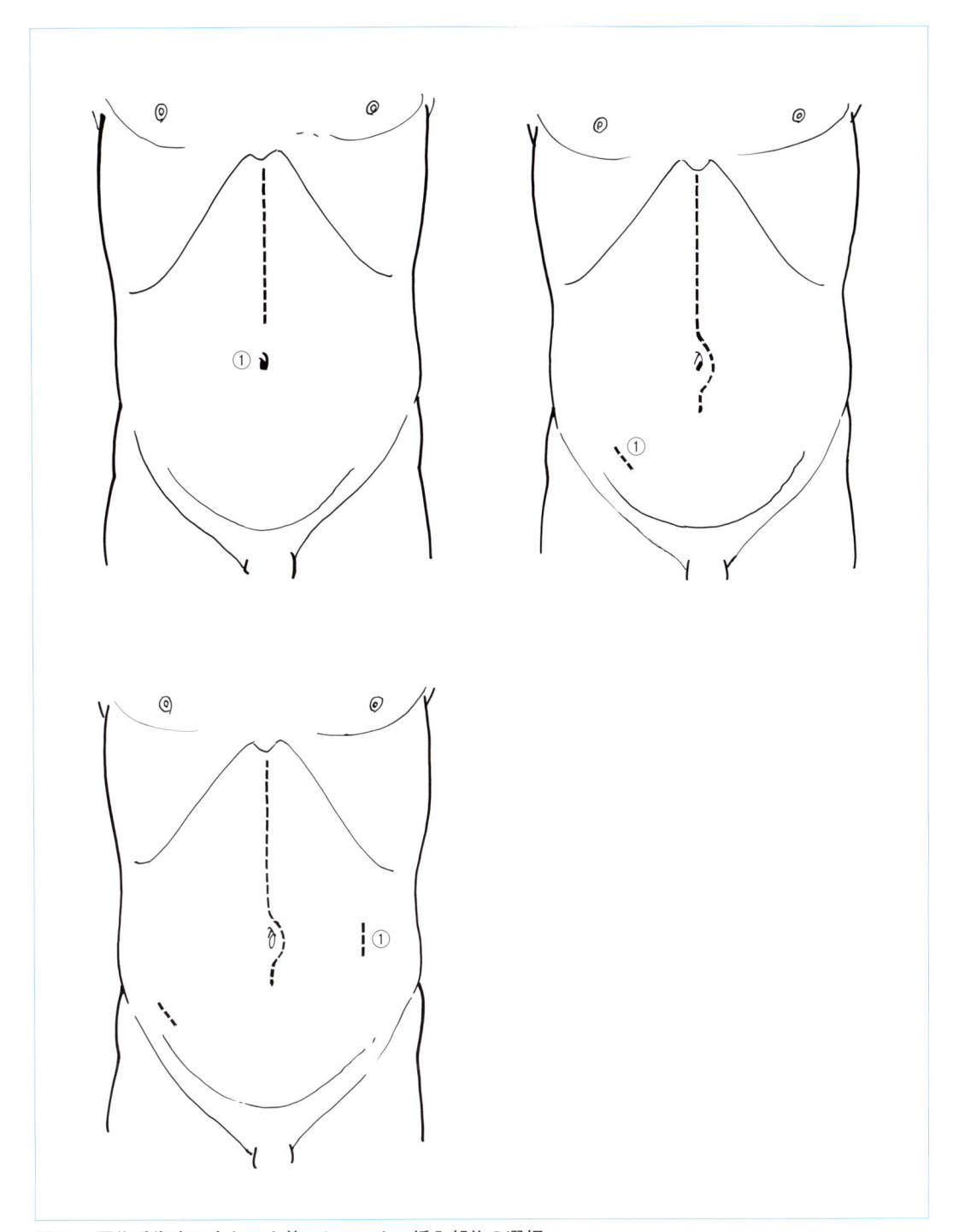

図88. 既往手術痕に合わせた第1トロッカー挿入部位の選択
臍部に既往手術痕がない場合には，臍部からopen laparoscopy法で第1トロッカー挿入を試みる．臍部に既往手術痕がある場合には右下腹部から第1トロッカーをopen laparoscopy法で挿入する．臍部にも，右下腹部にも既往開腹手術痕が認められる場合は，左側から第1トロッカーをopen laparoscopy法で挿入する
①第1トロッカーの位置

2. 既往手術による癒着

　第1トロッカー挿入後に腹腔内の癒着の程度を確認し，腹腔鏡下手術の遂行自体が適切であるか否かの判断を行う。術者・施設の経験によって判断基準は異なるが，①手術に必要なトロッカーの挿入が可能であること，②術野の確保に必要な癒着剥離が可能であること，が条件である。

　トロッカー挿入予定部位に癒着がある場合，その部位からのトロッカー挿入は後回しにして，別の部位に第2トロッカー（可能であれば第3トロッカーも）を挿入し，剥離を行って，すべてのトロッカーを挿入する。腹腔鏡下S状結腸切除術の場合，腹腔鏡挿入可能なトロッカーがblunt tip（臍部）と左下腹部の12mmのトロッカーの2カ所あるので，適宜より良好な視野が得られるトロッカーから腹腔鏡を挿入することができる。

　腹壁と癒着しているのが主として大網である場合には，原則として開腹手術とはせず，癒着剥離を行っている。腹壁と小腸が癒着している場合には，小腸を軽く牽引し，腹壁との間を鋏，あるいは超音波凝固切開装置で剥離できるかどうかを判断する。牽引により腹壁と小腸の間に距離が得られるかどうかが決め手である（図89a〜c）。

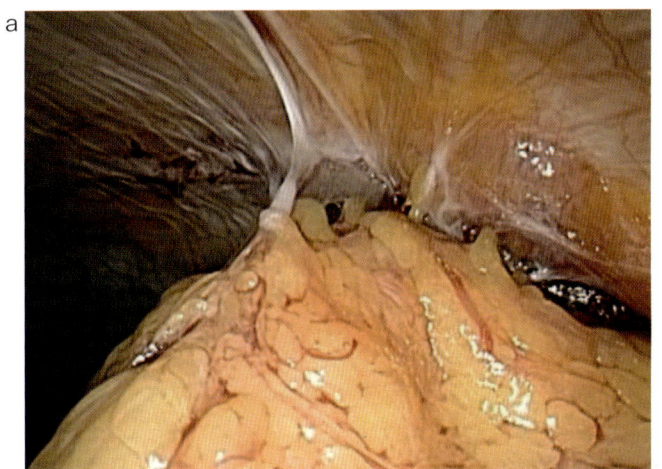

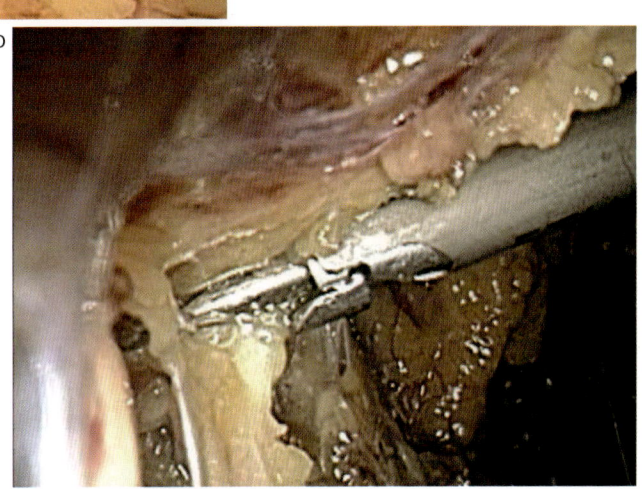

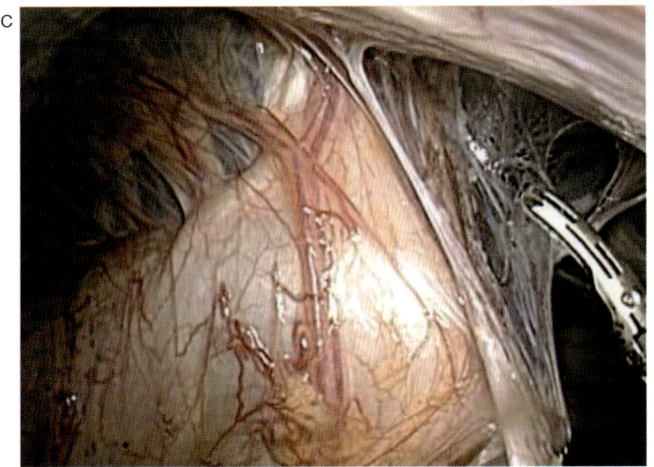

図89. 既往手術による腹壁への癒着
a：腹部正中切開創への大網の癒着。癒着自体により視野が妨げられるが，腸管の癒着がないと確認できるところから可及的に剝離する
b：癒着の範囲によっては，剝離の際に良好な視野が確保されない場合もある。腸管の癒着がないことが確認されれば，写真のように視野が不良ななかでの剝離を行うことも必要である
c：腸管が腹壁に癒着している場合には，とくに慎重に剝離を行う必要がある。ハーモニックスカルペルによる損傷とともに，トラクションをかけるための鉗子によっても腸管損傷が起きる可能性がある。とくに後者の場合，腹腔鏡の可視範囲外で損傷が起きることがあるので，愛護的な操作を行う。

腹腔内臓器同士の癒着が認められる場合（**図90**），手術の進行の妨げにならない最小限度の剥離を行う．腸管と腸管が「面」で癒着しており，これが術野の展開を妨げる場合には開腹移行としている．

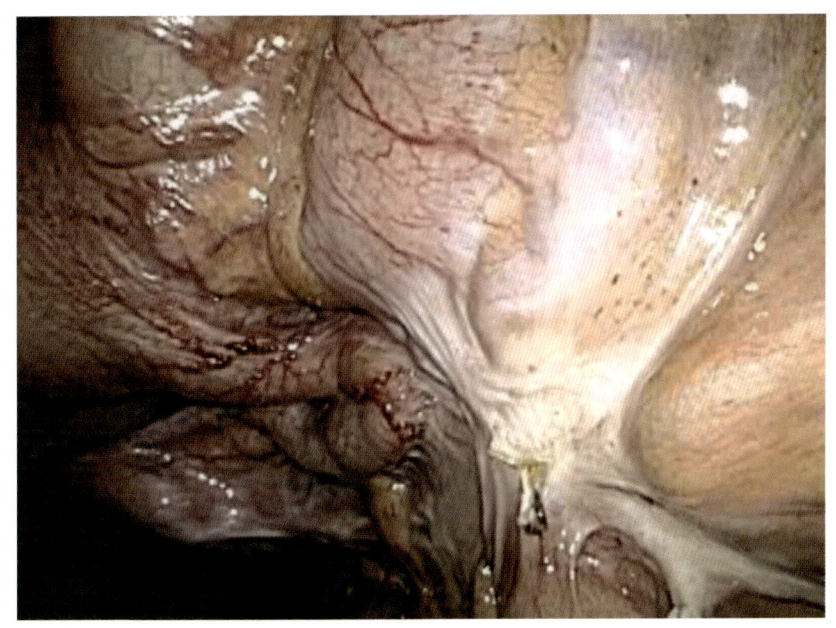

図90. 既往手術による腹腔内臓器同士の癒着
既往手術（幽門側胃切除）による腸管・腸間膜の癒着。腸管同士が癒着している部分の剥離はとくに慎重に行う必要がある

3. 既往手術と関連しない癒着（図91a, b）

既往手術と関連しない癒着にはいくつかパターンがある。

1) 大網が尾側の腹壁，あるいは骨盤内の腸管と癒着している場合

大網が術野を覆う形になるので，いずれかの部位で大網を切離し，大網を頭側に持ち上げる。

2) S状結腸間膜が頭側で癒着している場合

開腹手術の既往がなくても，S状結腸間膜，あるいはS状結腸自体が頭側の後腹膜あるいは小腸・横行結腸と癒着している場合がある。これは手術の当初には明らかには認識されず，内側アプローチを進めていく過程で明らかになることもある。腸管同士が面を形成して癒着していることもまれに認められるが，端から順に切離していく。

また，癒着剥離を開始して1時間経過しても，剥離操作にさらに時間を要する状況であった場合には，開腹移行している。

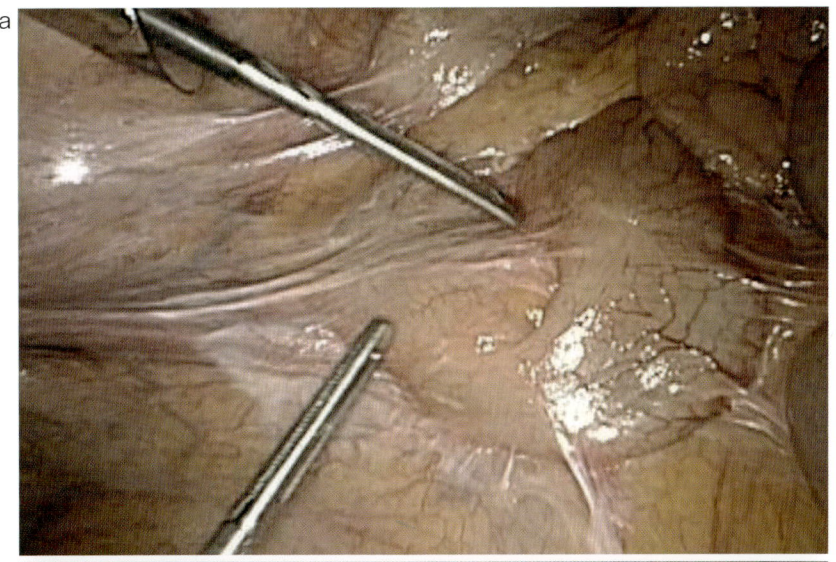

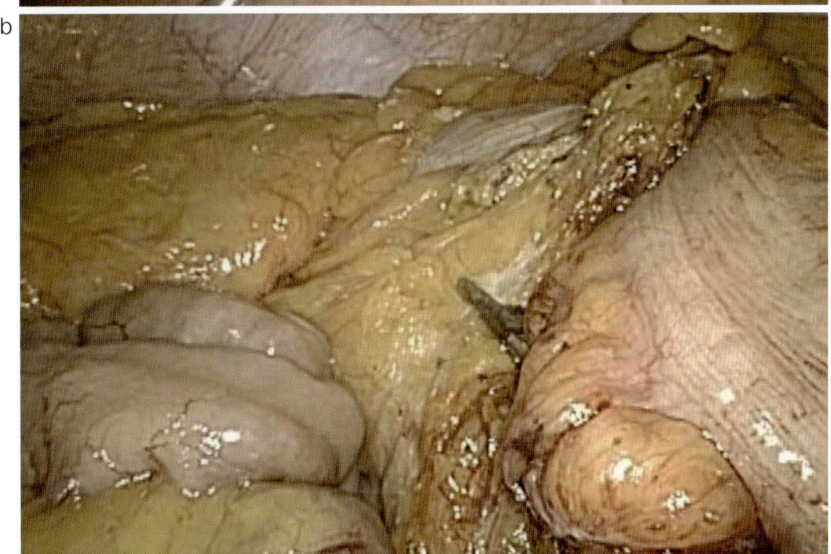

図91. 既往手術と関連しない癒着
a：開腹既往はないが，右下腹部に認められた，小腸と後腹膜および小腸と小腸同士の癒着
b：開腹既往はないが，S状結腸のループが後腹膜に癒着している。S状結腸が長い症例で時に認められる

4. 癌の他臓器浸潤

　術前に明らかに癌の他臓器浸潤が認められる場合は，原則として腹腔鏡下手術の適応ではない。術前の画像診断では明らかではなかったが，腹腔鏡での観察により他臓器浸潤が認められた場合には，その場で腹腔鏡下手術を続行するか否かを決定する必要がある。筆者は，腹壁（**図92**），あるいは膀胱外膜のみへの軽度の浸潤で，腹腔鏡下に切除断端が陰性となるような切除が可能で，かつ臓器再建が必要ないと判断される場合以外は開腹手術を行うこととしている。

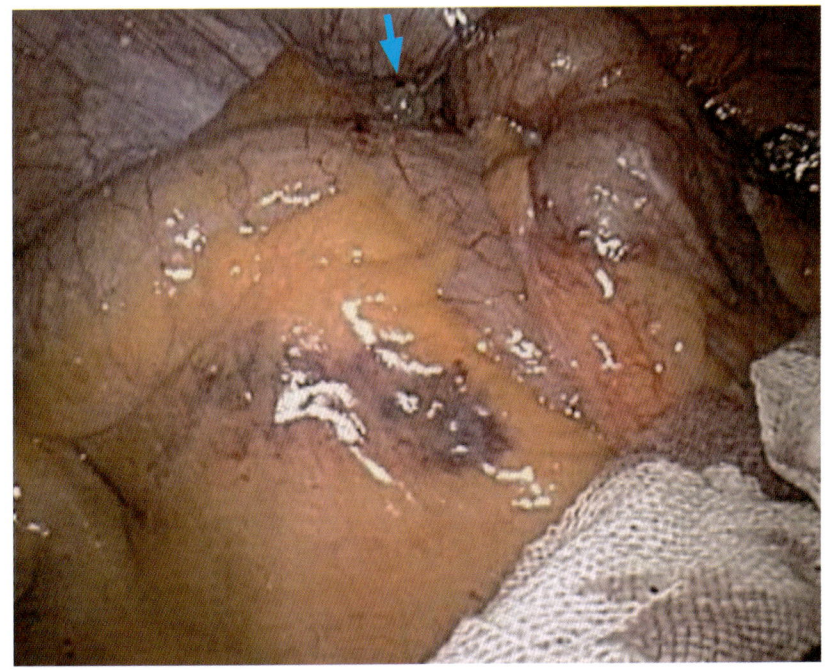

図92. 癌の腹壁への浸潤
腹壁への癌の浸潤が認められる症例（矢印）。この症例では腹腔鏡下に断端陰性での切除が可能と判断し，手術を続行した

5. 骨盤内からの小腸の排除

　内側アプローチのまずはじめの段階で，小腸を骨盤から排除し，右総腸骨動脈近傍の臓側腹膜を切開する。また，この際，十二指腸水平脚を確認することとしている。しかし，時に小腸を骨盤内から上腹部へ移動させることが困難な場合がある。

　その場合，回腸末端が後腹膜に生理的に癒着して移動できない場合があるので，このような癒着があるかどうかを確認する。癒着があり，移動を困難にしている場合には，不十分な視野のまま手術操作を開始するよりも，内側アプローチの前に，回腸末端の癒着を剥離したほうがよい。

　内臓肥満のある症例で小腸間膜の厚み，重さのため小腸が頭側に移動しない場合もある（**図93**）。基本的には体位変換で小腸の移動をやりやすくさせる。頭低位を深くし，右への傾きも大きくする。それでも十分な移動ができない場合があるが，その場合には，助手が小腸を術野から排除する。この場合，術者の両手のみでの操作で手術を進行させる必要があるが，前述した3ポートの手術の要領で剥離を進める。この状態で手術操作が困難であれば，助手用にさらに1本トロッカーを挿入して，5ポートで手術を行う。

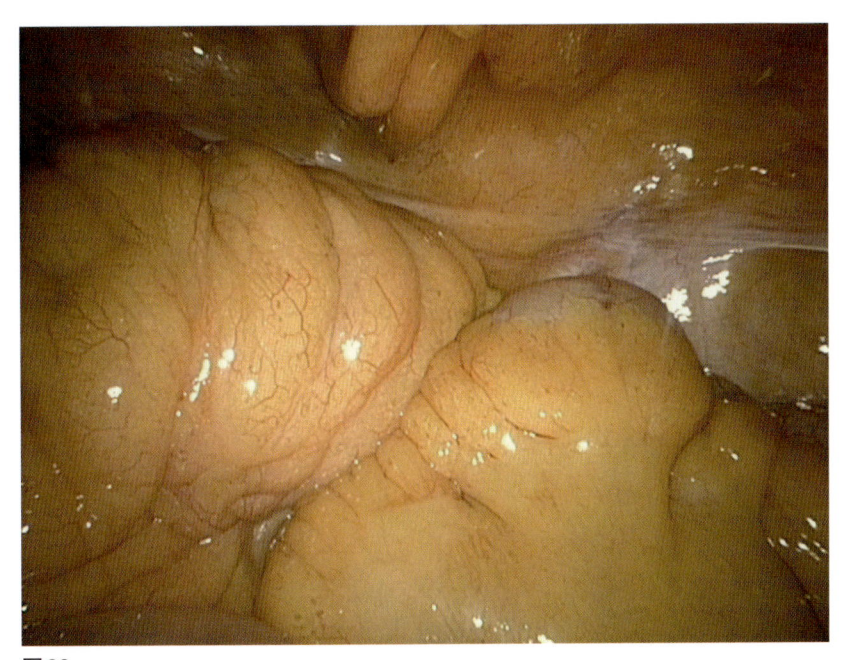

図93
肥満症例。骨盤内からの小腸の排除が困難である。その場合,助手はもっぱら小腸排除を行って術野を確保することになる

6. 剥離層不明確

　とくに肥満症例の場合，内側アプローチでの剥離層が明瞭でない場合がある。いったん誤った層で剥離を始めると，正しい層を認識し直すことがよりいっそう困難となる。まずはじめに留意すべきことは，臓側腹膜の切開部位で，背側すぎれば血管（腹部大動脈-右総腸骨動脈）に当たり，下腹神経の背面に入り込む危険がある。一方で切開部位が腹側すぎると，S状結腸間膜自体に入り込み，血管を損傷する危険がある。剥離を開始する前に十分にS状結腸間膜に張力をかけ，周囲臓器との位置関係を確認する。

　尿管，精巣（卵巣）血管が同定できない場合には，ほとんどの場合，剥離層が深すぎる（図94a，b）ので，腹側に持ち上がっている腸間膜を注意深く観察し，正しい剥離層に戻るようにする。尿管が同定できていない段階で，腸間膜の血管処理を行うと尿管損傷の危険があるので，必ず尿管を同定し，後腹膜側に剥離する。

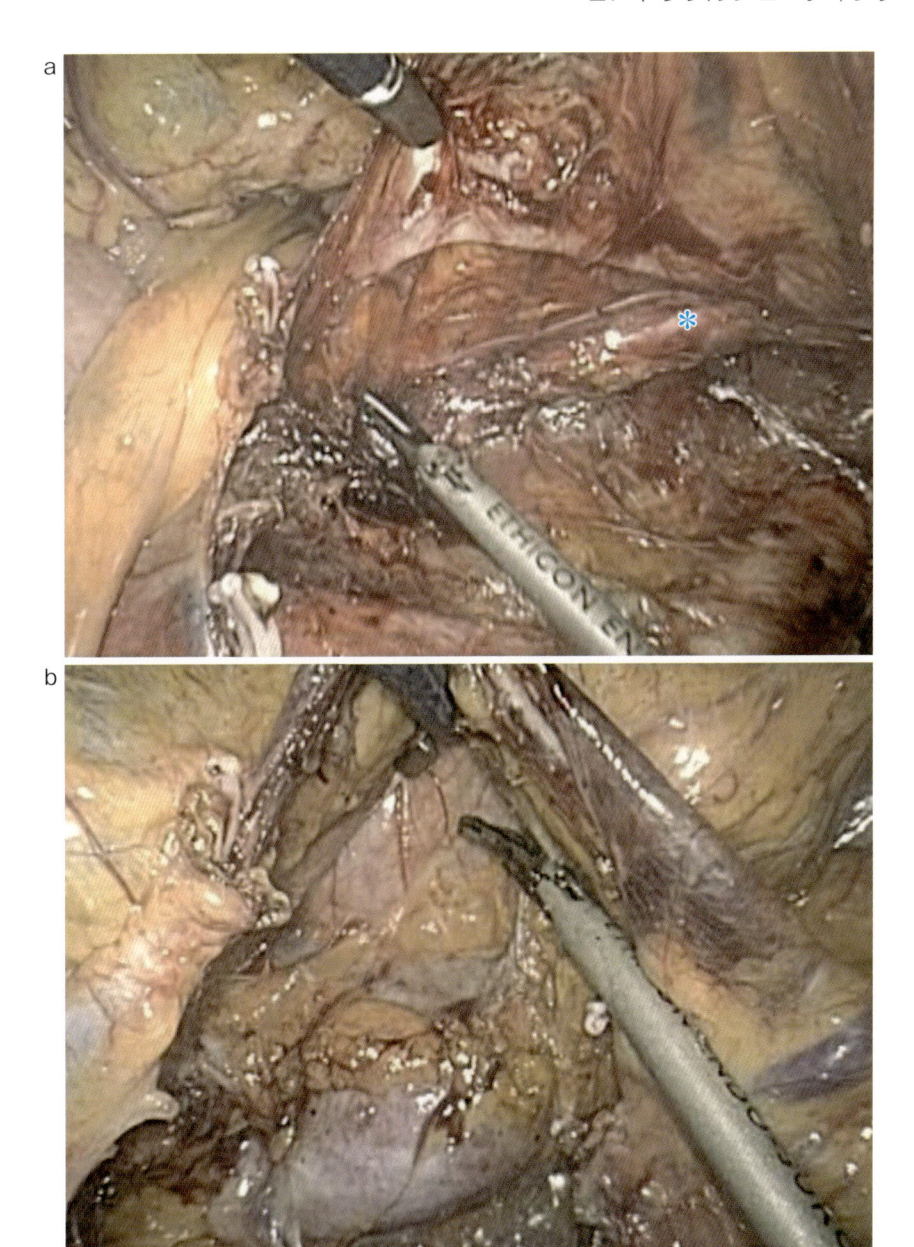

図94. 卵巣動静脈の誤認
a：この症例では横走する卵巣動静脈（＊）を腸間膜内の血管と誤認して剝離が進められた
b：その結果，剝離層が深くなり，頭側で腎が露出した

7. 出 血

　腹腔鏡下での出血への対処法は限定されており，止血困難な場合にいたずらに時間を浪費して出血量を増加させることは適切でない．

　(1) 圧　迫（**図95**）

　軽微な出血に対しては圧迫が有効である．周囲の弾力性のある臓器（腸間膜など）を介して圧迫する，あるいはガーゼで圧迫することで軽微な出血はほぼコントロール可能である．

　(2) 超音波凝固切開装置

　出血点が明らかで，かつ圧迫により止血が得られない場合，超音波凝固切開装置を用いて止血する．熱による周囲の損傷が問題になる場合，すなわち腸間膜の腸管付着部近傍，尿管近傍などではこの方法は用いてはならない．前述したが，直腸間膜の処理の際に上直腸動静脈末梢の切離に伴い出血が認められることがある．その場合，出血源を正確に把持することで超音波凝固切開装置により対応可能である．

　(3) クリップ

　出血点に直接クリップをかける場合と，出血点の前後の血管にクリップをかける方法とがある．1本の鉗子で出血をコントロールしながらの操作となる場合が多いので，どちらか適切な方法をとる．

　(4) 主要血管をリニアカッターで処理した後，切離部より出血が認められることがある．超音波凝固切開装置で3～4秒処理することで止血する場合が多いが，噴出性，拍動性の出血の場合にはエンドループを用いて結紮する．

　繰り返しになるが，腹腔鏡下で行うことができる止血操作には制限がある．必要と判断したら開腹移行して確実に止血する必要がある（**図96**）．

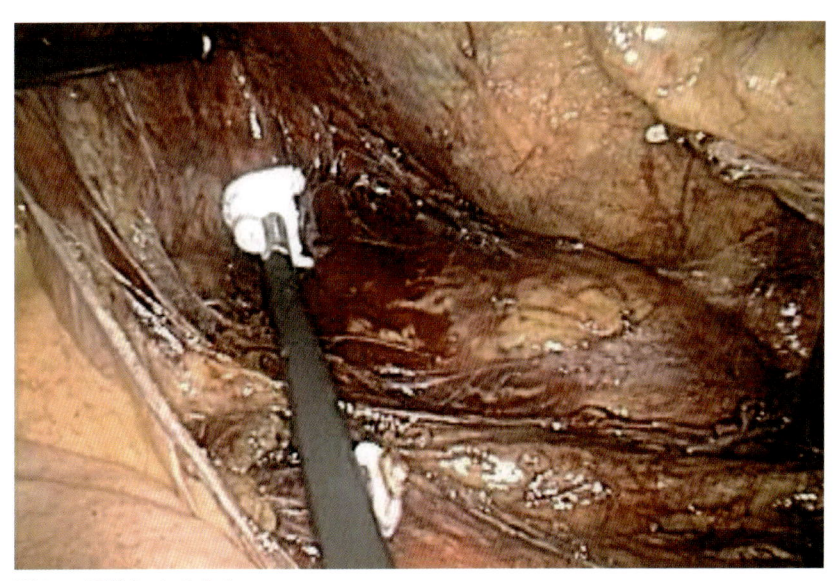

図95. 圧迫による止血
軽度の出血に対しては圧迫が有効である。1〜2分程度の圧迫で止血が得られる場合がほとんどである

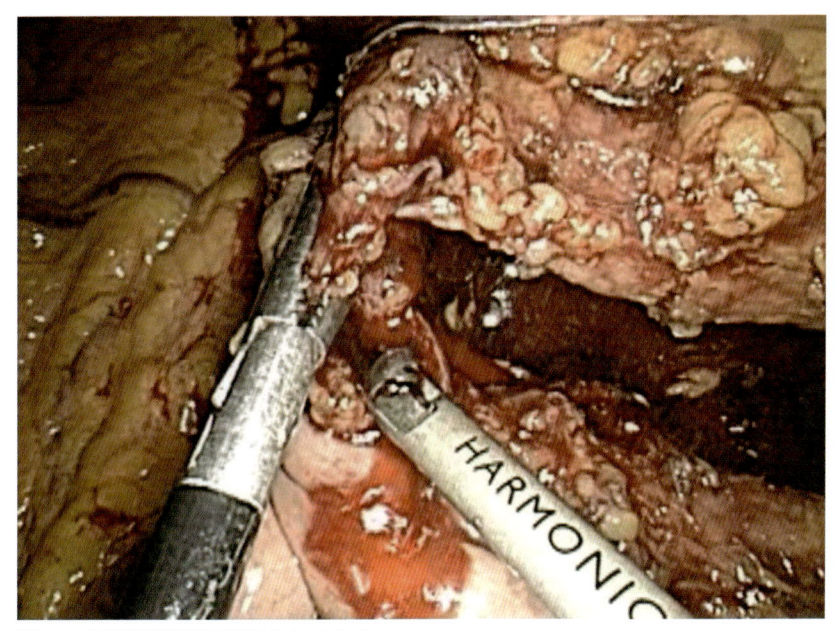

図96. 下腸間膜動脈根部からの出血
ハーモニックスカルペルで下腸間膜動脈根部を損傷した例。損傷後，鉗子を入れ替えることなく直ちにハーモニックスカルペルで損傷部位を把持し，出血をコントロールしている。この症例では脂肪が多く，ここに至るまでの手術操作も困難であったことを考慮し，開腹移行した

8. 点墨部位不明

　深達度が筋層にとどまる，あるいは径が小さい腫瘍の場合，病変の部位を腹腔鏡下に確認することはできず，術前に点墨を行っておく必要がある。点墨が適切になされていない場合（**図97**），術中内視鏡を行い病変を確認して切離部位を決定する。

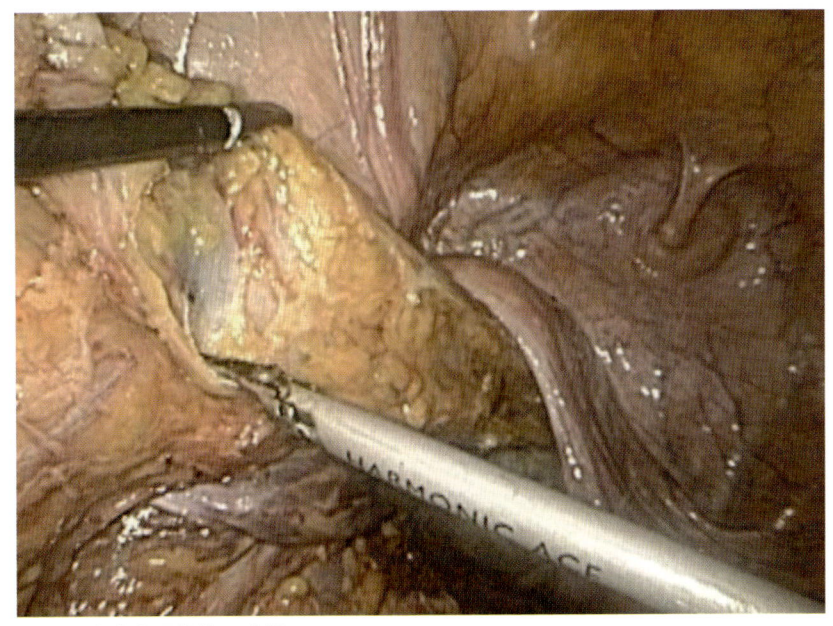

図97. 術中点墨部位の確認
この症例では点墨が腸間膜に覆われた部分になされていたため，腹腔鏡下に確認できなかった。術中内視鏡を行い，腫瘍の位置を確認した。腸間膜処理の途中で点墨部が確認できた

9. 直腸間膜の処理 （図98）

　直腸間膜の処理が困難な場合のほとんどは，腸管の把持位置，牽引方向の変更で対処可能である。把持では，露出した脂肪組織ではなく，比較的強い腹膜自体を掴むが，直腸間膜を右側から処理する場合，助手は直腸間膜の頭側，右側を把持して，左側，頭側へ牽引する。処理を行いたい部位に張力がかからない場合には，把持する位置を少しずつ変えていくとよい。

　右からの剝離が終了したら左側から剝離を行うが，その場合，術者はS状結腸間膜左側の腹膜を把持して，頭側，右側，腹側に牽引する。良好な張力が得られない場合は，やはり助手の把持位置を少しずつ変更するとよい。

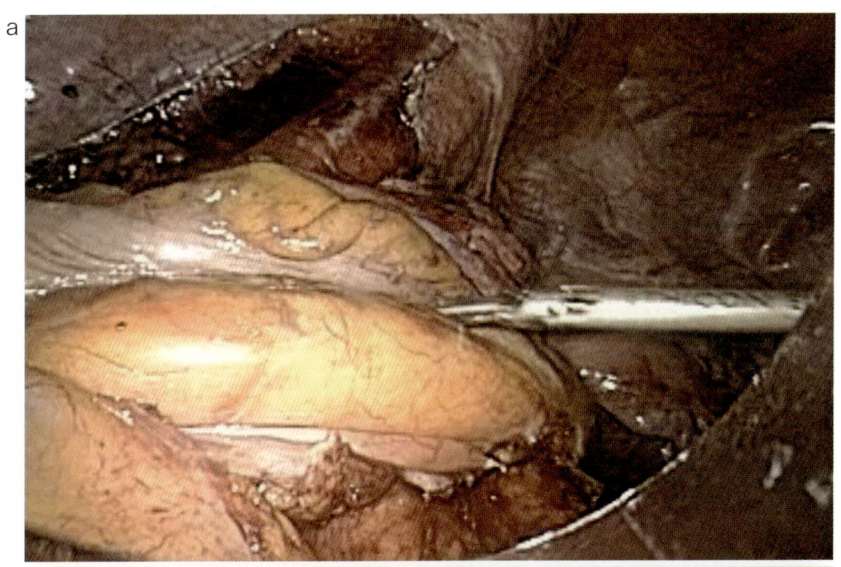

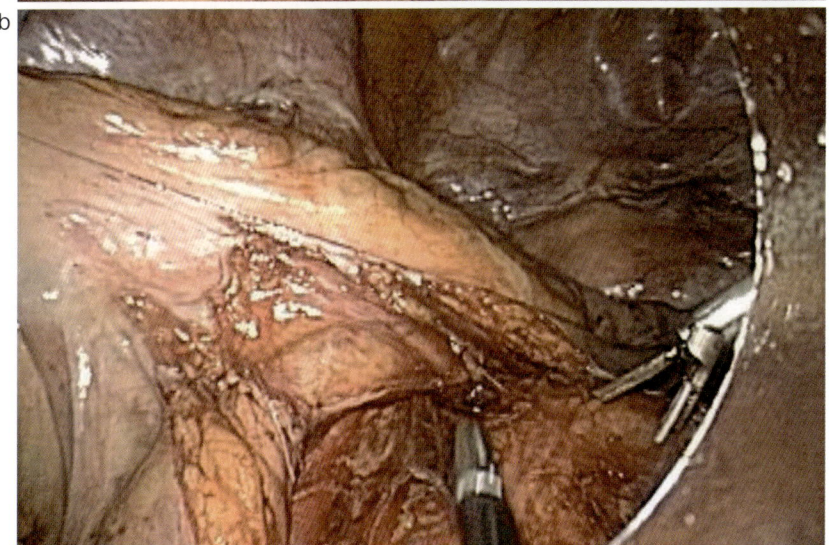

図98. 直腸間膜の処理が困難な場合の対処
直腸間膜の処理は，直腸右側の腸間膜脂肪付着部近傍から始める．適切な方向へ腸管を牽引し，処理を開始すべき部位に緊張がかかるようにする

10. リニアカッターでの切離が不完全

　直腸S状部の切離はリニアカッターで行うが，1回のファイヤーで完全に腸管が切離されない場合がある（図99）。その場合，切り残った部分をよく観察し，ステイプルがかかっているがナイフが届いていない状態であれば鋏を用いて切離する。ステイプルがかかっているかどうかが不明確であれば，残った部分を再度リニアカッターで切離する。

11. サーキュラーステイプラー挿入

　腹腔鏡下低位前方切除術の場合，直腸周囲の剝離および直腸の切離は困難であるが，肛門縁から吻合部までの距離が短く，かつ直腸はS状結腸と比較して径が太いため，サーキュラーステイプラーの挿入は容易である。逆に，S状結腸切除後の再建の場合には，肛門縁から吻合部までの距離が長く，かつS状結腸は直腸と比較して細いため，サーキュラーステイプラーの挿入が困難な場合がある。サーキュラーステイプラーを肛門から挿入する時点では，すでにアンビルヘッドは吻合部近位の腸管に縫着されて腹腔内に戻されており，サイズを変更することは困難である。サイズを変更する方針とした場合は，再度小開腹創をあけ，腸管を追加切除して違うサイズのアンビルを縫着する必要がある。

　サーキュラーステイプラーが吻合部まで届かない場合にまず行うことは，金属製のサイザーを用いて愛護的に結腸を拡張することである。十分量の潤滑用ゼリーを塗り，小さいサイズのものから順に用いて結腸を拡張する。

　この操作でもサーキュラーステイプラーが吻合部に到達しない場合，端側吻合とする選択もあるが，筆者は肛門側腸管の追加切除を行う。サーキュラーステイプラーが到達可能な部分まで，通常数cmなので，直腸間膜の授動を追加し，直腸間膜処理をやり直して吻合する。

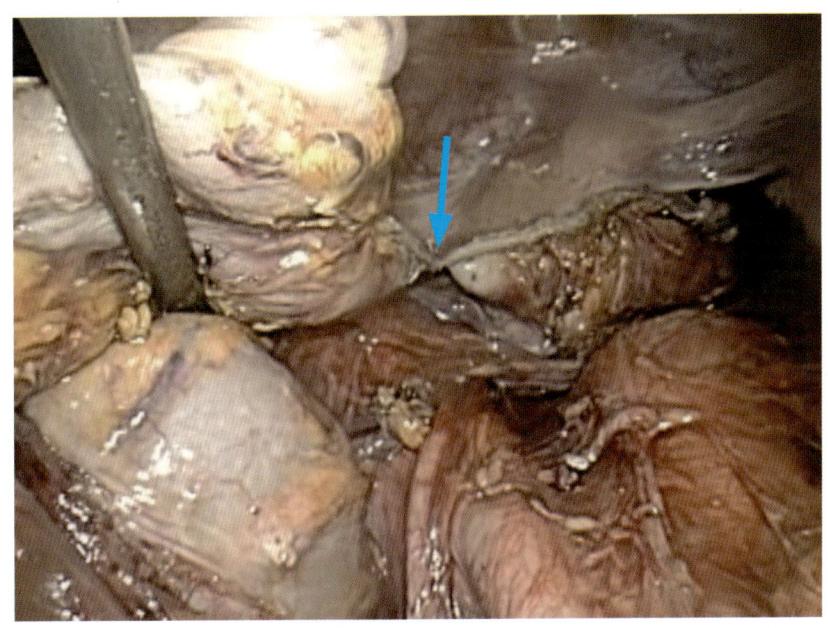

図99. リニアカッターでの不完全切離
リニアカッターで腸管が完全に切離できなかった場合，残った部分にステイプラーがかかっているかどうかを確認する（矢印）。この症例ではステイプラーがかかっていることが腹腔鏡下に確認できたので，追加のステイプリングは行わずに腸管を切離した

12. トロッカー抜去部位の出血（図100）

　トロッカー抜去の際には，必ず出血の有無を確認する。図100は5mm径のトロッカーを抜去した直後に認められた出血である。腹壁のどの層からの出血かを判断し，表層に近い場合は創からの止血を行う。筋層など深部からの出血の場合，5mmの創からでは十分な止血を行うことができないことがあり，その場合は創を広げて確実な止血を行う。

13. 肥満例（図101）

　本書で説明に用いた写真は，視野が比較的良好に得られた症例のものがほとんどである。しかし実際には腹腔内脂肪により，図101に示したように十分な視野が得られないことも多い。根本的な解決法はないが，「やりやすい」症例での経験を生かして，限られた術野で忍耐強く少しずつ操作を進めていく。

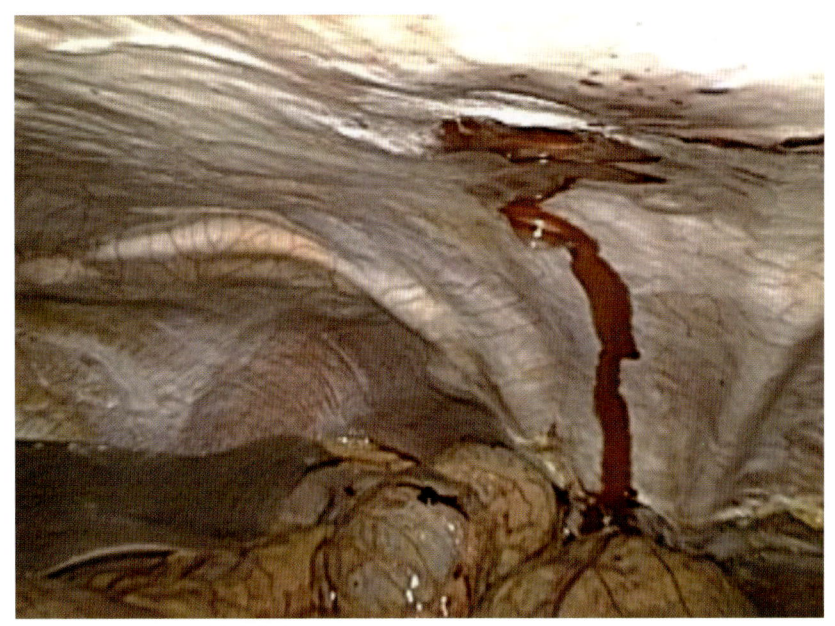

Ⅲ．トラブルシューティング　123

図100．トロッカー抜去部位の出血
5mm径のトロッカーを抜去した部位からの出血。トロッカー挿入時には出血は認められず，また術中も同部位からの出血はなかった。抜去の際には必ず出血がないことを確認する必要がある

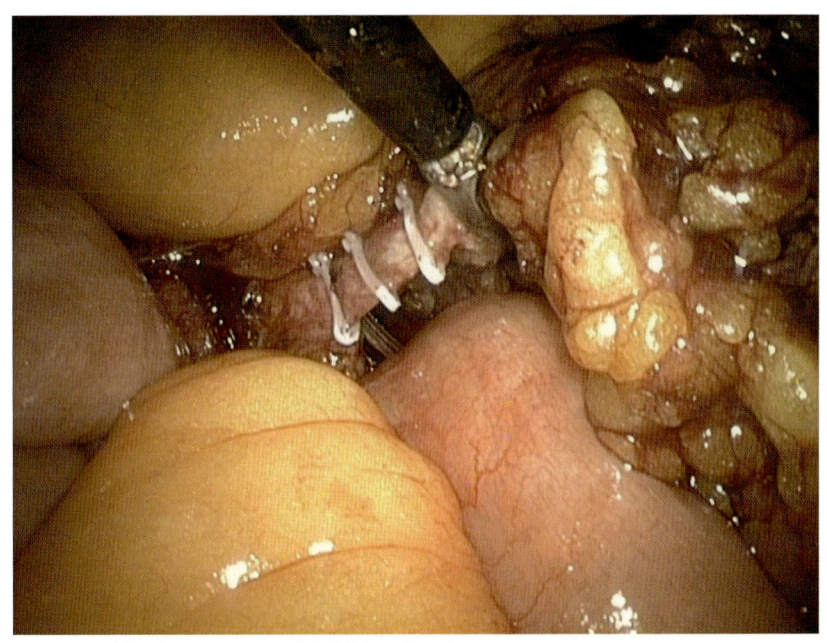

図101．肥満例における下腸間膜動脈の処理
腹腔内脂肪により視野が制限されている例。術野は数cm程度しか確保できないが，限られた視野の中で手順に従って操作を進めていく。写真は下腸間膜動脈根部近傍にクリップがかかった状態

Ⅳ.
術後合併症と対策

Ⅳ. 術後合併症と対策

　近年，腹腔鏡下手術，開腹手術ともに術後管理の方法が急速に変化しつつある。Enhanced Recovery After Surgery（ERAS），あるいはFast Track Careと呼ばれる概念で，手術侵襲からの早期回復を目的とした管理法である。早期回復を達成するためにさまざまな取り組みがなされているが，筆者の施設で行っている管理の概要を述べる。

　手術終了後，抜管前に胃管を抜去する。手術当日は，麻酔からの覚醒が十分で，かつ坐位が可能であれば，水分の摂取を可としている。術後1日目は自力歩行でリカバリールームから自室へ戻り，食欲がある症例に対しては，排ガス，排便の有無にかかわらず昼食より食事を提供している。膀胱カテーテルは，いわゆる「膀胱訓練」は行わず術後1日目午前中に抜去している。

　併存疾患により制限がある場合を除いて，はじめから普通食を提供し，食べられる分だけ食べていただく。食事摂取量に不足があれば輸液を続行するが，食事と飲水量が十分であれば，輸液は終了とする。通常，食事開始当日か食事開始後2日目までで輸液は終了になる。もともと手術時にドレーンは挿入しないので，この時点で挿入されているライン類はなく，食事摂取量がある程度確保されていれば退院可としている。

　クリニカルパス上の退院設定日は術後4〜5日目で，とくに重篤な併存疾患がない待機的腹腔鏡下S状結腸切除症例では，設定どおり退院している。退院後は1週間以内に一度外来で摂食などの状況を確認し，問題なければ以後は再発のサーベイランスおよび必要な場合に補助化学療法を行う。

　このようなERASに則った術後管理は，合併症予防の点からも大変理にかなっているといえる。早期離床は無気肺，肺炎の予防に，早期経口摂取はprolonged postoperative ileusの予防に寄与すると考えられる。

　一方，術後合併症を発症し，ERASのプログラムどおりの経過をたどらない症例も存在する。

（1）腸閉塞（bowel obstruction），イレウス（ileus）

　術後嘔吐，腹部膨満，腹部X線検査での小腸の拡張が認められた場合には，遅滞なくイレウス管を挿入する。なお，bowel obstructionは腸管の物理的な閉塞，ileusは腸管の麻痺による腸内容の停滞で，異なる病態を示す言葉であるが，混同されている場合が散見されるので注意が必要である。

（2）術後出血

　現在ドレーンは原則として挿入しておらず，腹腔内出血をドレーン浸出液により診断することはできない。血圧低下，頻脈，腹部膨満が認められれば腹腔内出血を念頭におき，腹部CT検査，腹部超音波検査などの画像診断と血液検査を行う。出血量，出血速度により保存的治療あるいは外科的治療を選択する。

　吻合部からの出血により下血が認められることもある。原則は絶食下の経過観察である

が，継続的に出血が持続する場合には内視鏡的止血を行う。

(3) 呼吸器感染・尿路感染

上述したようなERASに則った早期離床，早期飲水開始，早期膀胱カテーテル抜去により呼吸器感染，尿路感染は現在まれである。術後に反応性としては説明のつかない発熱が認められた場合にはスクリーニングとして呼吸器感染，尿路感染の有無をチェックし，その結果に応じて必要な治療を行う。

(4) SSI

深部SSI，すなわち腹腔内遺残膿瘍，縫合不全は腹腔鏡下S状結腸切除後にはきわめてまれである。術後に反応性として説明のつかない発熱が認められた場合には，スクリーニングとして深部SSIの有無をチェックする。造影CT検査がもっとも有用である。必要に応じて，CTガイド下ドレナージ，人工肛門造設を行う。

浅層のSSI，創感染は数％の割合で術後に認められる。多くは退院後に発症するが，当科では真皮埋没縫合を比較的粗に行っているため，自然排膿する場合がほとんどである。適宜シャワーなどで洗浄すること，排膿が止まるまで衣服の汚染を防ぐためガーゼなどを当てておくことを指導し，とくに範囲が広い場合，あるいは深部皮下組織に至っている場合を除き，その後の通院加療は行っていない。

| JCOPY | 〈(社)出版者著作権管理機構 委託出版物〉 |

本書の無断複写は著作権法上での例外を除き禁じられています．
複写される場合は，そのつど事前に，下記の許諾を得てください．
(社)出版者著作権管理機構
TEL. 03-3513-6969　FAX. 03-3513-6979　e-mail：info@jcopy.or.jp

消化器内視鏡下手術シリーズ〜標準的手技を学ぶ③
腹腔鏡下S状結腸切除術
定価(本体価格5,400円＋税)

2012年5月25日　第1版第1刷発行

監　修　木村　泰三
編　集　小西　文雄
著　者　河村　裕
発行者　岩井　壽夫
発行所　株式会社　へるす出版
　　　　〒164-0001　東京都中野区中野2-2-3
　　　　電話　(03) 3384-8035 (販売)　(03) 3384-8155 (編集)
　　　　振替　00180-7-175971
印刷所　三報社印刷株式会社

©2012 Printed in Japan　　　　　　　　　　　〈検印省略〉
落丁本，乱丁本はお取り替えいたします．
ISBN978-4-89269-612-1